DES DIFFÉRENTS

PROCÉDÉS DE TRACHÉOTOMIE

DANS LE CROUP

ET PLUS PARTICULIÈREMENT

DE LA TRACHÉOTOMIE EN UN SEUL TEMPS

PAR

Albert BOISSIER,

Docteur en médecine de la Faculté de Paris.
Interne en médecine et en chirurgie des Hôpitaux de Paris,
Membre correspondant de la Société Anatomique,

Avec 11 figures intercalées dans le texte

PARIS

V.-A. DELAHAYE ET Cie, LIBRAIRES-ÉDITEURS

Place de l'École-de-Médecine.

1877

DES

DIFFÉRENTS PROCÉDÉS DE TRACHÉOTOMIE

DANS LE CROUP

ET PLUS PARTICULIÈREMENT

DE LA TRACHÉOTOMIE EN UN SEUL TEMPS

DES DIFFÉRENTS

PROCÉDÉS DE TRACHÉOTOMIE

DANS LE CROUP

ET PLUS PARTICULIÈREMENT

DE LA TRACHÉOTOMIE EN UN SEUL TEMPS

PAR

Albert BOISSIER,

Docteur en médecine de la Faculté de Paris.
Interne en médecine et en chirurgie des Hôpitaux de Paris,
Membre correspondant de la Société Anatomique,

Avec 11 figures intercalées dans le texte

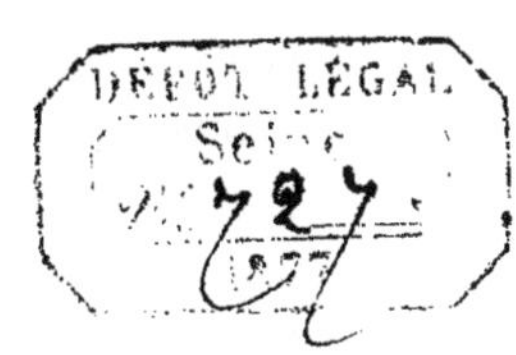

PARIS

V.-A. DELAHAYE ET Cᵉ, LIBRAIRES-ÉDITEURS
Place de l'École-de-Médecine.

1877

DES

DIFFÉRENTS PROCÉDÉS DE TRACHÉOTOMIE

DANS LE CROUP

ET PLUS PARTICULIÈREMENT

DE LA TRACHÉOTOMIE EN UN SEUL TEMPS

Dans le courant de l'année que nous venons de passer à l'hôpital des Enfants-Malades, nous avons vu pratiquer et nous avons pratiqué nous-même un grand nombre de trachéotomies. Dans le service de notre excellent maître, M. le Dr Labric, nous avons vu M. de Saint-Germain opérer par le procédé rapide, c'est-à-dire l'opération en un seul temps. Nous avons suivi son exemple avec plein succès. C'est ce procédé surtout que nous avons en vue dans ce travail. La trachéotomie tendant à devenir de plus en plus une opération de pratique journalière, nous avons cru faire une œuvre utile en groupant dans notre thèse tout ce qui a été dit et fait d'important jusqu'ici sur cette question.

Quant à discuter la valeur de la trachéotomie, ses indications et ses contre-indications, nous n'y pensons même pas; la lumière est faite sur toutes ces questions.

« Il est bien reconnu aujourd'hui, disait M. de Saint-G ermain dans sa première leçon sur la trachéotomie, que c'est la plus belle et la plus efficace des opérations qui se puissent pratiquer... Aussi croyons-nous, comme Lenoir, que l'humanité gagnerait beaucoup à ce qu'elle devînt vulgaire, aussi vulgaire que l'était la saignée. » (1).

Nousprions M. de Saint-Germain de recevoir ici tous nos remerciments pour les excellents conseils qu'il nous a donnés. C'est en grande partie aux nombreux mémoires qu'il a publiés sur la question et à ses leçons que nous sommes redevable de ce travail.

Nous divisons notre travail en 8 chapitres. Le premier comprendra l'historique du sujet. Dans le second , nous nous proposons de passer en revue les divers procédés d'opération qui ont été employés jusqu'au commencement du siècle.

Nous étudierons, dans le chapitre III, l'anatomie de la région laryngo-trachéale, particulièrement en ce qu'elle a d'intéressant pour le cas qui nous occupe.

Dans le chapitre suivant nous parlerons des instruments nécessaires à l'opération telle qu'on la pratique de nos jonrs; nous passerons en revue les modifications qu'on leur a fait subir, et à ce propos nous donnerons aussi la description de quelques instruments particuliers, en indiquant la manière dont s'en sont servis leurs auteurs.

Nous dirons un mot de deux procédés qui ont joui ces dernières années d'un grand retentissement : nous voulons parler du cautère actuel et du galvanocautère. Nous verrons que la première méthode n'est plus suivie aujourd'hui et que la seconde n'a son utilité que chez l'adulte.

Enfin, au chapitre VI, nous décrirons le procédé de Trousseau et celui de Bourdillat; leurs avantages et leurs inconvénients seront passés en revue.

(1) De Saint-Germain. Leçons sur la trachéotomie faites à l'hôpital des Enfants-Malades, in *Gazette des Hôpitaux*, 1875.

Le procédé en un seul temps fera l'objet du chapitre suivant.

Nous consacrerons un chapitre spécial à l'étude des soins consécutifs à l'opération et des accidents qui peuvent survenir. Nous terminerons par un peu de statistique, les conclusions auxquelles nous aura mené notre travail, et une série d'observations recueillies principalement dans le service de notre maître, M. Labric.

CHAPITRE Ier.

HISTORIQUE.

Le mot bronchotomie était, il n'y a pas bien longtemps encore, le terme générique sous lequel on désignait toute opération consistant dans l'ouverture artificielle et méthodique du canal aérien dans la région du cou. De nos jours , ce mot n'est plus guère en usage; on se sert de différentes appellations, suivant que l'opération porte exclusivement sur la trachée ou le larynx, ou sur la trachée et le larynx à la fois. Néanmoins, le mot trachéotomie semble , d'une façon générale, s'être substitué à celui de bronchotomie; c'est ce qui nous a engagé à nous en servir dans le titre de notre thèse.

L'ouverture de l'arbre respiratoire, comme moyen de donner accès à l'air dans les voies aériennes, est connue de toute antiquité. Hippocrate n'en parle cependant pas ; il se bornait à conseiller l'introduction d'une canule par les voies naturelles jusque dans la trachée, dans les cas de suffocation résultant d'une inflammation à la gorge. Asclépiade de Bithynie, nous dit Galien , sans donner son avis sur l'utilité de ce secours, la pratiquait à Rome, cent ans avant Jésus-Christ. *Asclepiades ultimum auxilium posuit, in iis qui maxime suffo-*

cantur, laryngem incidere (1). On ignore où et comment il opérait. Au dire d'Avicenne, il obtint plusieurs succès.

Antyllus, autre médecin romain, obtint plusieurs succès dans les affections du larynx, qui mettaient obstacle à la respiration, quand les amygdales gonflées comprimaient la glotte, et lorsque des corps étrangers étaient introduits dans les voies aériennes. Paul d'Egine, qui vivait avant le milieu du vii° siècle, nous rapporte la manière dont il s'y prenait. L'adoption de P. d'Egine, dit Louis (2), est un témoignage incontestable que le procédé d'Antyllus avait le suffrage des praticiens depuis plusieurs siècles. « Il faut faire l'incision à la trachée sous le larynx, vers le 3ᵉ ou le 4° anneau. Cet endroit est le plus convenable, parce qu'il n'est couvert d'aucune chair, et que les vaisseaux en sont éloignés. On renversera la tête du malade, pour que la trachée se porte plus en avant ; nous faisons une section transversale entre deux anneaux, de manière à diviser, non le cartilage, mais la membrane qui le contient. Paul ajoute qu'Antyllus jugeait qu'il avait pénétré dans la trachée par l'air qui sortait avec un certain effort et par l'interruption de la voix. »

Si l'opération dont nous parlons avait ses partisans, elle comptait aussi ses contradicteurs. Cœlius Aurelianus, Arétée de Cappadoce, Celse, et la plupart des auteurs grecs, en rejettent jusqu'à la pensée, Arétée de Cappadoce lui-même, qui pourtant, dans son chapitre *De tonsillarum ulceribus*, parle de l'angine couenneuse, et la désigne sous le nom d'*ulcera pestifera*, en rappelant les dénominations d'ulcère égyptiaque, syriaque, dont on se servait alors.

Peu d'enthousiasme chez les Arabes et les Arabistes ; ils ne disent rien de la manière de pratiquer la trachéotomie. Rha-

(1) Galen, *in Med.*, cap. 13.

2) Louis. — *Mémoires sur la Bronchotomie*, 1767, *in Académie royale chirurgie*, tome IV.

zès ne la conseille que dans le cas de mort imminente. Albucasis nous apprend que de son temps et dans son pays aucun chirurgien n'aurait osé la pratiquer ; il cite un cas pour prouver que les cartilages divisés peuvent.se cicatriser. Avenzoar, dans le même but, fait avec succès des expériences sur des chèvres ; seul, il recommande l'opération dans l'esquinancie désespérée ; lui-même ne l'a jamais pratiquée. Guy de Chauliac, arabiste distingué, ne la propose que timidement.

Il faut arriver au xvie siècle pour trouver dans les auteurs une description précise du manuel opératoire. A cette époque, les premiers travaux nous viennent d'Italie. En 1546, Brassavole, médecin du duc de Ferrare, relate la première opération faite avec succès dans un cas d'angine désespérée. En 1585, Sanctorius, professeur à l'université de Padoue, ponctionne la trachée avec son trois-quarts porte-canule. A peu près à la même époque, Fabrice d'Aquapendente (qui le premier discute les indications de la trachéotomie et l'introduit définitivement dans la science) et Casserius, son élève, donnent une vigoureuse impulsion, en s'élevant, comme le fit plus tard Garengeot, contre le préjugé qui depuis Arétée voulait que les plaies des cartilages ne se cicatrisassent pas. Ni l'un ni l'autre ne firent l'opération.

En 1620, Habicot, chirurgien de Paris, publie trois cas de guérison obtenus d'après le procédé de Casserius. En 1644, Frédéric Monavius, professeur à Stettin, traduisait mot pour mot, mais sans le citer, le travail d'Habicot. En 1668, un médecin portugais, Rodriguez de Veiga, professeur à l'université de Coïmbre, parle d'angine laryngée et conseille dans son *Pratica medica*, l'opération de la trachéotomie pour les cas désespérés. « *Cum res desperata est, aperiatur guttur inter duos cartilagines ad respirationem, et sanata angina, ulcus consolidatur.* »

De 1646 à 1675, Renée Moreau, doyen de la Faculté de mé-

decine de Paris (1646), Marc Aurèle Séverin à Naples l'un
des chirurgiens les plus illustres du xviie siècle, Scultet à
Ulm (1675) se prononcent pour l'opération.

La majorité des auteurs plus modernes paraissent au-dessous du niveau des connaissances acquises par leurs prédé-
cesseurs. Ainsi Dionis, Verduc, dans leurs traités d'opérations,
ne nous apprennent rien de nouveau. Decker de Leyde, Baa-
chot, Richter et d'autres encore s'écartent des méthodes ordinaires, et, dans le but d'éviter l'hémorrhagie, ponctionnent
la trachée avec un trois-quarts. Ledran, Garengeot (1720) en
France, Heister (1739), Virgili en Espagne, Chowel en Angleterre pratiquent ou conseillent la trachéotomie. Mais tous ces
faits étaient rares et épars ; de temps à autre même des hommes éminents s'élevaient contre elle, tantôt contestant son
utilité, tantôt exagérant quelques-uns de ses inconvénients ;
de sorte que tous les doutes étaient loin d'être levés et que
beaucoup de chirurgiens hésitaient à l'entreprendre, lorsque
vers le milieu du siècle dernier, Louis reprit cette question et
la porta devant l'Académie royale de chirurgie. Dans deux
mémoires (1) successifs, il fit un inventaire complet de ce que
la science possédait alors sur ce point, insista beaucoup plus
qu'on ne l'avait fait jusqu'alors sur les avantages que la trachéotomie paraît offrir dans une foule de circonstances ; il
en fit étendre la pratique, et parvint par l'éclat de son nom à
la faire accepter d'une manière générale. Il la pratiqua plusieurs fois avec succès. L'attention une fois appelée sérieuse-
ment sur ce sujet, on vit paraître une foule de travaux et se
succéder rapidement les méthodes et les procédés opératoires.

C'est vers cette époque que l'angine laryngée couenneuse,
le croup en un mot, prenait droit de cité dans le domaine de
la pathologie ; la trachéotomie allait en tirer ses plus nom-

____

(1) Louis. *Loc. cit.*

breuses et ses plus belles indications. Dès 1576, Baillou parlait d'une fausse membrane qu'il avait trouvée dans la trachée; vers la même époque, Marc Aurèle Séverin en trouvait sur un cadavre. En 1747, Ghisi à Crémone, donne une bonne description du croup. Plusieurs auteurs, dans le cours du XVIIIe siècle, conseillent la trachéotomie dans cette affection. A Home, qui a baptisé la maladie du nom qui lui est resté, revient l'honneur de l'avoir le premier proposée. En 1771, Crawford la conseille, mais seulement quand les paroxysmes se succèdent et qu'il y a imminence de suffocation. Michaëlis parle de la pratiquer dans la deuxième période.

Conseillée chaudement par Stoll, qui semble ne l'avoir jamais vu pratiquer, elle fut faite pour la première fois avec succès en 1782 par un chirurgien de Londres, John Andrée.

Les préceptes de Fabrice d'Aquapendente furent généralement suivis jusqu'en 1776, époque où Vicq-d'Azyr fit connaître le nouveau procédé d'incision (entre les cartilages cricoïde et thyroïde). Cette simple proposition fit apercevoir une voie nouvelle par laquelle il était encore possible de remédier à l'asphyxie ; elle donna naissance aux procédés de Desault, Boyer, Roux, Malgaigne, Vidal de Cassis.

Au commencement de ce siècle, Caron (1) fut un des plus chauds partisans de la trachéotomie, bien qu'il ne l'eût pratiquée qu'une fois et sans succès. C'est de cette époque que datent les travaux de Furine et d'Albers (de Bremen 1807), de Royer-Collard (1812), de Valentin (2).

En 1822, Treille attire l'attention sur l'importance de la trachéotomie. En rendant compte de l'ouvrage de Desruelles dans les annales de Broussais, il s'exprime ainsi : « La trachéotomie est une puissante ressource, en facilitant l'entrée et la sortie de l'air, ce qui préserve d'une prompte suffocation

(1) *Traité du croup*, 1809.
(2) *Recherches historiques et pratiques sur le croup*, 1812 (Lyon).

et donne le temps à la fausse membrane d'être expulsée (1).
Mais c'est à Bretonneau (2) et à Trousseau, son élève, que
revient véritablement la gloire d'avoir fait définitivement
admettre la trachéotomie comme traitement chirurgical du
croup. Après quelques tentatives malheureuses (1818-1820),
Bretonneau vit ses efforts couronnés de succès en 1825. Trousseau, comme son maître, débuta par des revers (1826-1828) ;
sa persévérance fut également récompensée. Il réussit en
1830, dans un cas de diphthérie laryngée. Les résultats heureux ne tardèrent pas à se multiplier.

Dès lors la trachéotomie patronnée par des défenseurs élo-
quents finit, après des oppositions hardies, par rester maî-
tresse du terrain, en possession d'un grand crédit.

De 1826 à 1840, on compta une guérison sur quatre opérations ; la proportion fut de 1 sur 6 de 1841 à 1858. Le rapport le plus habituel entre les cas heureux et les insuccès est
de 1 sur 3, 4 ou 5. Scoutetten, Senn de Genève, Gerdy, Velpeau, Gendron et d'autres encore publièrent d'heureux
résultats. On comptait à cette époque 212 trachéotomies dont
40 amenées à bien ; proportion 1/5. A l'hôpital des Enfants-
Malades, sur 49 trachéotomies faites jusqu'en 1848, on comptait une seule guérison. En 1848, Trousseau y arrive comme
médecin, les succès dès lors se comptent dans la proportion
de 1 sur 3, 4 ou 5.

Trousseau en 1858, dans son rapport à l'Académie de médecine, donne le chiffre des opérations faites de 1849 à 1858 ;
sur 466 opérations, il compte 126 guérisons à l'hôpital ; ce
qui représente plus du quart du nombre total.

La statistique hors des hôpitaux est nécessairement fort
incomplète. Les faits connus de Fischer et Bricheteau (1863)

____

(1) Gromier, Thèse de Paris, 1838.
(2) *Traité de la Diphthérite.*

donnent une guérison sur 2, 6 à Paris et 1 sur 3, 6 pour la province.

De nos jours la trachéotomie est pratiquée par toute la France. Elle est également en faveur dans l'Amérique du Nord, pendant que l'Angleterre et l'Allemagne ne l'admettent dans la pratique qu'à de très-rares intervalles (1).

« Elle est rarement employée en Angleterre ; 4 fois d'après un relevé des opérations pratiquées depuis 2 ans dans les principaux hôpitaux de Londres ; sur ces quatre opérations, on compte deux succès, malgré la gravité des cas qui nécessitèrent l'intervention chirurgicale. Au point de vue de l'opération en elle-même, la manière de procéder ne diffère guère de celle qu'on emploie eu France ; comme ici, on a reconnu toute la supériorité de la méthode suivant laquelle on divise lentement et successivement les tissus (2).

Nous avons vainement fait chercher dans le *Schmidts Jarbucher* et dans le *Canstatts Jarbericht ;* nous n'y avons rien trouvé de nouveau et de particulier à l'Allemagne.

CHAPITRE II

DES DIFFÉRENTS PROCÉDÉS DE TRACHÉOTOMIE EMPLOYÉS JUSQU'AU COMMENCEMENT DE CE SIÈCLE.

Nous venons de voir par l'histoire de notre sujet que la trachéotomie n'est pas une opération récente et qu'elle a été pratiquée de différentes manières et en des endroits également différents. Entrons dans plus de détails, et suivant

(1) J. Simon, article Croup du *Dictionnaire de médecine et de chirurgie pratiques.*

(2) *Revue générale des Archives de Médecine,* 5ᵉ série, tome V page 727 (1855).

l'ordre chronologique autant que possible disons un mot de chacun des procédés que nous avons mentionnés.

Le plus ancien des procédés connus est celui d'Antyllus ; nous l'avons déjà décrit.

Fabrice d'Aquapendente et Casserius (1) son élève indiquent de la façon suivante la manière d'opérer : « Pour la première incision, on ouvrira *longitudinalement* la peau et le peaucier suivant la ligne qu'on aura tracée avec de l'encre ; la deuxième incision sera faite entre les muscles bronchiques jusqu'à la trachée-artère qu'on ouvrira *en travers* entre deux cartilages, au-dessous de la glande. On ne doit rien craindre de la légère hémorrhagie que cause l'ouverture de la trachée. » Le maître recommandait une canule droite, garnie d'ailes ; Casserius la voulait, d'argent plate, courbée, percée de plusieurs trous en tous sens et retenue par un fil noué à la nuque.

Longtemps les chirurgiens suivirent le mode d'opérer de Fabrice et de Casserius et ne s'étudièrent à porter des modifications qu'à la forme de la canule. C'est leur procédé que Boyer (2) décrivait encore en 1821, comme devant être employé dans les cas où l'on a pour objet de rétablir la respiration.

Dionis et Garengeot conseillaient de pincer la peau du cou pour la couper sans danger, puis d'ouvrir la trachée avec une lancette et de faire glisser sur cet instrument un stylet qui devait servir de conducteur à la canule. Le point de la trachée à inciser a varié entre le deuxième et le troisième, entre le troisième et le quatrième anneau et plus bas encore.

Sanctorius ponctionnait la trachée avec un trois-quarts propre à inciser à la fois les voies aériennes et à y placer une canule, sans doute dans le but d'obvier à l'hémorrhagie des vaisseaux prétrachéens. Il est le père des bronchotomes. Nom-

(1) A. Lenoir. *De la Bronchotomie.* Concours pour la chaire de médecine opératoire. Paris, 1841.

(2) *Traité des maladies chirurgicales*, tome VII.

bre de praticiens suivirent son exemple. Decker inventa un bronchotome armé de canule ; Bauchot eut le sien ; celui de Richter était courbe. En 1833 Collineau présente à l'Académie royale de médecine une lancette courbe destinée à pénétrer dans la trachée.

Malgré les objections de Van Swieten, qui préférait l'opération lente et successive, les bronchotomes, dit Lenoir dans sa thèse, n'en restèrent pas moins dans la pratique des chirurgiens , et, dans le siècle dernier, ce fut une question souvent traitée que celle de savoir si l'on doit les préférer au bistouri dans l'ouverture de la trachée. Heister décrivant les procédés employés de son temps, cite celui qu'on pratique avec le trois-quarts et dit qu'il est préférable à tous les autres (1).

Voici en quoi consiste cette méthode : « Le malade placé comme à l'ordinaire, on enfonce un bronchotome d'un seul coup jusque dans la trachée, en le dirigeant vers le milieu du canal, au travers des parties qui le recouvrent. Lorsqu'on y est parvenu, on retire le poinçon du trois-quarts et on assujettit la canule. Quelques-uns seulement metttent préalablement la trachée à découvert. Certes l'opération est prompte dans tous les cas, et cependant on a dû y renoncer, car tous ces instruments sont difficiles à introduire dans un canal étroit, recouvert de parties molles assez épaisses, mobile et qui n'offre qu'une résistance médiocre à la pression qu'on exerce sur lui. De plus les canules dont ils sont pourvus ont une largeur insuffisante et ne possèdent aucune des conditions qui facilitent leur séjour dans la trachée et leur remplacement. Aussi ce procédé est-il inusité de nos jours » (2).

Bauchot, chirurgien français, créa un nouveau mode d'opération. Lorsqu'il voulait ouvrir l'arbre aérien, il se servait d'un croissant en acier pour assujettir le larynx. Il enfonçait

(1) Heister, *Instit. de chir*.
(2) A. Lenoir, *loc. cit*.

ensuite d'un seul coup jusqu'à la trachée, une espèce de trois-quarts aplati, large d'environ trois lignes, long d'un pouce, composé d'une canule dans laquelle était logée une lame forte, tranchante sur les deux bords près de sa pointe.

Bergier et B. Bell partageaient les idées de Bauchot. Bidard, au rapport de Verduc, l'employa chez un boulanger atteint d'angine intense, et réussit.

Ce mode d'opérer a eu encore ses partisans dans ces dernières années. « Dans un cas pressé, je plonge immédiatement un trocart à hydrocèle dans l'espace crico-thyroïdien ; à peine le poinçon est-il retiré, que l'air s'introduit avec force en produisant un bruit de sifflement semblable à celui qu'on observe lorsqu'on ouvre le robinet d'une machine pneumatique où l'on a fait le vide. Pour placer une canule, j'agrandis l'ouverture du trocart avec un bistouri droit. » (1). Modifié légèrement, c'est-à-dire les parties molles incisées d'abord, puis, dans un seul temps, incision de la trachée et introduction de la canule, ce procédé a conservé des partisans, surtout en Allemagne. Barrier (2) l'a aussi mis en pratique en se servant d'un trocart courbe. C'est de 1776 que date le procédé de Vicq-d'Azyr, qui longtemps n'eut pour lui que des probabilités théoriques ou des expériences sur les animaux. En 1843, à l'Hôtel-Dieu de Marseille, deux succès furent obtenus par cette méthode (3).

La laryngotomie proprement dite se divise en sous-hyoïdienne, — thyroïdienne, — crico-thyroïdienne, suivant que l'incision porte au-dessus du cartilage thyroïde, sur ce cartilage lui-même seul, ou sur la membrane crico-thyroïdienne.

La laryngotomie thyroïdienne fut décrite pour la première

(1) Thèse de Montpellier, 1844. *Nouvelles considérations sur la bronchotomie.*

(2) *Bulletin de thérapeutique*, du 2 octobre 1844.

(3) Montpellier, 1844, thèse citée.

fois comme opération réglée par Desault. Bien qu'en général aisée, à cause du peu d'épaisseur des parties à diviser, cette opération peut donner lieu à des accidents assez graves (danger pour les cordes vocales, passage des boissons par la plaie pendant la déglutition). Elle doit donc être réservée pour l'extraction des corps étrangers du larynx ; aussi ne la décrirons-nous pas.

Laryngotomie sous-hyoïdienne (1). Trois auteurs se disputent l'honneur de sa découverte : Malgaigne, Vidal de Cassis et Boyer, professeur à Montpellier. Celui-ci la pratiqua le premier ; tout au moins, s'il ne fut pas le premier à l'exécuter, il a le mérite de l'avoir trouvée. Vidal de Cassis prétend l'avoir découverte en 1826 ; mais il ne la publia que bien plus tard, lorsque déjà, en juillet 1831, Boyer avait pratiqué cette opération à Montpellier, où il était alors interne. Du reste, ces trois auteurs partant tous du même point de départ, la région sous-hyoïdienne, opèrent de trois manières différentes, que nous ne rapporterons pas ici.

La *laryngotomie crico-thyroïdienne* se pratique sur la membrane de ce nom. Elle fut proposée par Vicq-d'Azyr dans une note insérée dans le tome I de l'Histoire de la Société royale de médecine pour l'année 1776. Elle fut décrite trois ans plus tard par Fourcroy, reprise ensuite par Bichat.

« Tout étant disposé, dit ce chirurgien, l'opérateur, placé devant le malade, cherche l'intervalle qui sépare les cartilages thyroïde et cricoïde ; il assujettit le larynx avec le pouce, le doigt du milieu latéralement placé et l'index qui doit correspondre à la partie supérieure de cette cavité, tirant ainsi la peau transversalement et parallèlement à l'incision. Il coupe cette peau et le tissu cellulaire en un seul temps, dans l'espace d'un pouce, depuis la partie inférieure du cartilage thy-

(1) Malgaigne, *Médecine opératoire*, 1861.

roïde jusqu'au cricoïde, entre les peauciers, les sterno-thyroïdiens et sterno-hyoïdiens. Son pouce et son médius gauches
écartent les bords de la division, tandis que, placé sur la membrane, l'ongle de son index sert de conducteur au bistouri
qu'il plonge plus près du bord inférieur que du bord supérieur de l'espace, afin d'éviter une artériole qui côtoie presque
toujours le cartilage thyroïde. Il retire ensuite l'instrument en agrandissant l'incision. La canule est ensuite introduite entre les bords écartés de la division, enfoncée suffisamment et fixée autour du cou. » (1). Quelques chirurgiens ont
proposé d'inciser la membrane crucialement et même d'en
réséquer les lambeaux.

L'opération de Bichat est des plus simples et des plus faciles, elle s'exécute promptement, elle ne porte que sur une
membrane fibreuse peu sensible, divise peu de parties, n'intéresse aucun vaisseau important, ni le larynx. Et cependant
elle est rejetée de la pratique actuelle. Elle doit cette exclu-
sion, dit Lenoir (2), au seul reproche qu'elle mérite, celui de
ne pouvoir donner au chirurgien une ouverture assez large
pour livrer passage aux instruments propres à extraire les
corps étrangers et pour recevoir une canule assez grosse pour
remplacer la glotte dans le cas de suffocation. Si jamais on
parvient à la doter, ajoute le même auteur, de ces deux avantages, elle devra alors devenir la méthode générale de bronchotomie, car elle l'emporte sur la trachéotomie par sa facilité d'exécution et par son innocuité. Nous verrons plus
loin que M. de Saint-Germain a heureusement modifié le procédé de Bichat.

Les occasions de pratiquer la laryngotomie sont si rares,
que ni Desault, ni Vicq-d'Azyr n'ont mis à exécution leur

(1) *In œuvres chirurgicales* de Desault, tome II.
(2) Lenoir, *loc. cit.*

procédé ; Malgaigne a été dans le même cas. Les seules indications d'opérer si haut seraient la présence d'un corps étranger ou d'un polype dans le larynx au-dessus de la glotte. Il n'y a dans la science que trois exemples connus de laryngotomie thyroïdienne pratiquée par Pelletan, Blandin et Ehrmann.

Si l'on devait craindre pour l'organe de la phonation, c'était bien, ce nous semble, dans des cas de ce genre. Or, d'après une thèse soutenue il y a quelques années à la Faculté de Paris, la laryngotomie est rarement suivie de la perte de la voix. Sur 29 cas de thyrotomie simple ou avec section des membranes voisines, l'auteur (1) a constaté 27 cas de guérison et 2 morts étrangères à l'opération. Dans 21 cas la respiration est redevenue complètement normale ; dans 8 cas les malades n'ont pu parler qu'à voix basse ; dans 6 la phonation a été conservée après avoir subie des modifications (voix rauque, voilée, aigue, discordante) ; 11 fois la voix a repris son intégrité la plus absolue. Nous tenons note de ces indications.

La *laryngo-trachéotomie* (crico-trachéotomie) est, parmi les méthodes de trachéotomie, de beaucoup la plus récente. Boyer qui depuis quinze ans enseignait dans ses cours les avantages de la laryngo-trachéotomie, ne l'a point exécutée le premier ; il n'eut l'occasion de la pratiquer qu'en 1820, alors que déjà en 1855, Duchateau (2) la fit avec succès pour l'extraction d'un corps étranger. Voici comment il l'exécuta : « Après un pli fait à la peau, je fais une incision de un pouce et demi de long qui met à découvert la partie inférieure du larynx et la partie supérieure de la trachée. Je plonge un bis-

(1) Planchon, Thèse de Paris, 1869.
(2) Duchateau, Thèse de Strasbourg, 1823.
Dissertation sur l'opération de la bronchotomie et spécialement sur celle de la laryngo-trachéotomie.

touri sur le ligament crico-thyroïdien et je divise le cartilage et trois anneaux de la trachée ; pas d'hémorrhagie. » Le succès de Duchateau fut publié d'abord dans les mémoires de la Société royale d'Arras (1818) et dans le nouveau journal de médecine de Béclard, Chomel, Orfila et Rostan.

En 1820, Boyer procéda de la façon suivante : « Je fis sur la ligne médiane du cou une incision de un pouce et demi d'étendue ; le sang coula assez abondamment. On épongea à plusieurs reprises ; je liai une veine et incisai plus profondément ; une autre veine m'obligea à faire une seconde, puis une troisième et une quatrième ligature. Je plongeai un bistouri droit dans la partie supérieure de la trachée. Ayant porté le doigt dans le fond de la plaie pour en reconnaître l'étendue, je la trouvai trop petite ; pour l'agrandir, je portai dans la trachée une sonde cannelée que je dirigeai de bas en haut, et qui servit de conducteur au bistouri avec lequel je coupai, de bas en haut, les premiers anneaux de la trachée, le cartilage cricoïde et la membrane cricoïdienne. » Cette opération avait été exécutée pour un haricot engagé dans la trachée ; elle eut un plein succès.

Le professeur Caillot suivit le même procédé chez un garçon de six ans, pour une grosse fève de Soissons introduite dans les voies aériennes. La mort eut lieu le lendemain (1).

Nul doute, dit M. de Saint-Germain (2), qu'il ne soit beaucoup plus commode d'entrer d'abord dans la membrane crico-thyroïdienne et de sectionner de haut en bas.

Avantages de la laryngo-trachéotomie. — Cette opération est rendue facile par la position superficielle de la membrane crico-thyroïdienne, elle n'offre que peu de chances d'hémorrhagie, en raison du très-petit volume des artères crico-thyroïdiennes, et elle fournit une ouverture très-suffisante au

(1) Mestman, Thèse de Strasbourg, 1828. — *Essai sur la bronchotomie.*
(2) *Loc. cit.*

passage des canules volumineuses. Elle n'a pour Lenoir qu'un inconvénient, c'est le danger de laisser, pendant un temps qu'il est impossiblede fixer à l'avance, une canule à demeure à une aussi courte distancedes cordes vocales. Nous savons aujourd'hui par expérience que cette distance est assez considérable pour qu'il n'en puisse absolument rien résulter de fâcheux pour la phonation.

CHAPITRE III

ANATOMIE CHIRURGICALE DE LA RÉGION LARYNGO-TRACHÉALE.

Avant de parler des procédés de trachéotomie qu'il nous reste à décrire tout particulièrement et dans leurs plus minutieux détails, puisque ce sont les plus employés de nos jours, jetons un coup d'œil rapide sur la région qui va nous servir de théâtre d'opération. Les détails dans lesquels nous allons entrer sont empruntés aux leçons de M. de Saint-Germain (1), sur la trachéotomie, et à l'excellente thèse de Bœckel (2).

La région laryngo-trachéale représente un triangle isocéle limité en haut par l'os hyoïde. en bas par la fourchette sternale, latéralement par le bord antérieur des muscles sterno-mastoïdiens, en arrière par la colonne vertébrale et les muscles prévertébraux. La face antérieure ou superficielle de la région présente un certain nombre d'inégalités (dépressions ou saillies), dont quelques-unes ne se trouvent bien nettement que chez le sujet adulte maigre et non infiltré, mais dont un certain nombre aussi constituent des points de repère

(1) De Saint-Germain, *loc. cit.*

(2) Bœckel. — *De la trachéotomie dans le croup.* Thèse de Strasbourg, 1867.

immuables à tous les âges et dans tous les états de brièveté ou de congestion du cou.

Chez l'adulte on trouve, d'une manière plus ou moins accusée, suivant qu'on s'éloigne de l'âge de la puberté :

1° Au-dessous de l'os hyoïde, une dépression correspondant à la membrane hyo-thyroïdienne et, immédiatement au-dessous, la saillie vulgairement appelée pomme d'Adam, qui est formée par la rencontre des deux lames du cartilage thyroïde, lesquelles forment de chaque côté un plan oblique en dehors et en arrière.

2° La membrane crico-thyroïdienne sensible, surtout au toucher.

3° La saillie du cartilage cricoïde.

4° La fossette sus-sternale.

Notons que ces différentes saillies ou dépressions sont possibles et même faciles à percevoir chez l'enfant même très-jeune, et que le procédé le plus commode pour les trouver consiste à procéder de bas en haut, c'est-à-dire de la fourchette sternale à l'os hyoïde.

Les parties à trouver pour arriver sur la trachée sont : 1° la *peau*, mince, souple, très-mobile ; 2° la *couche sous-cutanée*, lamelleuse, qui renferme dans son épaisseur la veine jugulaire antérieure souvent double, généralement volumineuse chez les enfants dans les cas d'asphyxie; très-peu de vaisseaux artériels la parcourent ; on peut y signaler cependant quelques petits rameaux provenant de la thyroïdienne supérieure ; 3° la couche des muscles sterno-hyoïdiens et sterno-thyroïdiens, puis le corps thyroïde et la trachée.

L'os hyoïde limite de la région est facilement accessible au toucher. Il est uni au larynx par la membrane thyro-hyoïdienne, à qui son élasticité permet le contact de l'os hyoïde et du cartilage thyroïde et, dans l'extension, un écartement de 3 centimètres. Le cartilage thyroïde, par sa saillie constante, doit être considéré comme un précieux point de repère. Il n'en est pas de même du cartilage cricoïde dont la minceur extrême en avant, chez l'enfaut, bien entendu, n'offre pas plus de résistance au bistouri et au dilatateur qu'un anneau trachéal dont on le distingue souvent avec difficulté.

La membrane crico-thyroïdienne est particulièrement bien placée, plus large à la partie moyenne que partout ailleurs, recouverte en partie seulement par les muscles crico-thyroïdiens, qui, s'écartant à sa partie supérieure, laissent libre un triangle à sommet inférieur, et perforé seulement de deux petits orifices qui donnent passage aux artères crico-thyroïdiennes. Nous verrons tout le parti que l'on peut tirer de cet espace si bien limité et si facilement accessible.

Nous arrivons à la trachée-artère. Les annneaux qui la forment ne constituent que les deux tiers d'un cercle qui est complété par une lame membraneuse, facile par conséquent à entamer, alors qu'il est extrêmement difficile à un instrument qui a traversé la membrane crico-thyroïdienne de perforer la paroi postérieure du cartilage cricoïde auquel elle correspond. La trachée présente des dimensions variables suivant les âges; chez l'homme adulte le diamètre antéro-postérieur oscille entre 18 et 19 millimètres, et le diamètro transversal entre 18 et 24. Chez la femme adulte, le premier varie entre 14 et 15 millimètres, et le second entre 14 et 20. Chez les enfants de 18 mois à 4 ans, le diamètre antéro-postérieur et le transverse oscillent entre 6 et 8 millimètres ; à 11 ans, il est de 10 millimètres ; de 14 millimètres à 16 ans.

D'une manière générale, on peut dire que les diamètres du larynx, au niveau de la membrane crico-thyroïdienne, sont, toutes choses égales d'ailleurs, de quelques millimètres plus considérables que ceux de la trachée. Si l'on considère également ment que le canal aérien a, par rapport à l'axe du cou, une direction fort oblique d'avant en arrière, on arrive à cette con-

clusion que si le larynx est plus facile à saisir comme point de
repère que la trachée, à cause de son volume, il est aussi
beaucoup plus facile à diviser à cause de sa position beaucoup
plus superficielle.

A mesure que l'on se rapproche de la fourchette sternale, la
trachée devient plus profonde. Entre elle et la couche muscu-
laire qui la recouvre, il existe là un espace celluleux dans
lequel l'extrémité de la canule s'égare facilement. De plus à ce
niveau le conduit est très-mobile latéralement. Vers les cerceaux 3, 4 et 5, la trachée est recouverte par l'isthme de la
glande thyroïde qui est peut-être la cause des plus grandes
difficultés de l'opération (position et volume très-variables,
anomalies fréquentes de l'isthme variable non-seulement en
étendue, mais encore en épaisseur et en consistance.

Les rapports de la trachée varient au-dessus et au-dessous
de la glande. Au-dessus, la trachée est recouverte seulement
par un peu de tissu cellulaire sans vaisseaux de quelque importance. Au-dessous elle est plus profonde, plus mobile, recouverte par du tissu cellulaire abondant et lâche, où rampent des
vaisseaux volumineux dont les uns normaux existent toujours,
les autres sont exceptionnels. Les premiers sont les deux
veines thyroïdiennes inférieures qui descendent parallèles et
très-près de la ligne médiane, depuis l'isthme jusqu'au tronc
veineux brachio-céphalique qui apparaît au-dessus de la fourchette sternale dans les fortes expirations. Ces veines forment
souvent un plexus thyroïdien très-développé chez les enfants.
Entre les deux veines existe quelquefois l'artère thyroïdienne
de Neubauer. La carotide primitive est située, à la partie inférieure du cou, immédiatement en dehors de la trachée ; d'où
l'on peut conclure que la crainte de léser la carotide dans la
trachéotomie pratiquée très-bas n'est n'est pas absolument
chimérique. N'oublions pas enfin que l'on a parfois lésé dans
la trachéotomie faite trop bas, le tronc brachio-céphalique et

la veine sous-clavière. Cette revue d'anatomie topographique
nous montre les dangers de l'opération faite trop bas, en
même temps qu'elle nous fait pour ainsi dire toucher du doigt
les avantages de l'opération faite plus haut. Elle semble indi-
quer particulièrement à notre attention, sur la ligne médiane
du cou, entre le bord inférieur du cartilage thyroïde et le
deuxième anneau de la trachée, un espace de deux centimètres
environ de hauteur sur presque autant de largeur, où la trachée très-superficielle est dégagée de tout vaisseau important.
Là, les carotides sont à un pouce de distance de l'organe ; les
laryngées inférieures ne traversent la membrane crico-thyroïdienne que sur les côtés, et les deux thyroïdiennes supé-
rieures s'anastomosent seulement par des rameaux très-déliés
sur le bord supérieur du corps thyroïde. Si, par une ponction
directe de la peau et des tissus sous-jacents, on fait pénétrer
là un bistouri étroit et acéré, on pourra le faire sans danger,
et l'incision verticalement prolongée au-dessous du cartilage
thyroïde, dans l'étendue de un centimètre et demi, sera suf-
fisante au calibre ordinaire d'une canule.

CHAPITRE IV

DES INSTRUMENTS NÉCESSAIRES A L'OPÉRATION ; LEURS MODI-
FICATIONS ; DE QUELQUES INSTRUMENTS PARTICULIERS.

Les instruments dont on a besoin pour la trachéotomie faite
par les procédés ordinaires sont les suivants : un bistouri
légèrement convexe et pointu ; un bistouri boutonné; deux
érignes mousses bien emmanchées ; un dilatateur ; une canule
double munie de toile cirée et de rubans ; des écouvillons,
des éponges, de l'eau tiède, une cravate de mousseline.

Du dilatateur. Le dilatateur est un instrument destiné à

dilater l'ouverture faite à la trachée, pour permettre l'introduction de la canule.

Leur forme a varié.

Celui de Trousseau était une sorte de pince à pansement,
courbe sur son plat, dont les deux branches non croisées forment à l'extrémité un petit éperon saillant en dehors, de
manière à s'accrocher aux lèvres de la plaie trachéale et à ne
pas être continuellement déplacé pendant les mouvements de
la respiration.

P. Guersant a heureusement modifié le dilatateur de Trousseau ; il l'a fait plus long et sans crochet à son extrémité.
Muni d'un ressort, il ne peut s'ouvrir que par pression ; il est
courbé à son extrémité à angle droit. Les deux branches étant
rapprochées, forment un bec aplati qui s'introduit facilement
par l'incision de la trachée. C'est le dilatateur dont on se sert le
plus ordinairement. Le dilatateur de Garnier est une pince
à branches croisées et élastiques, dont les extrémités recourbées à angle droit restent en contact par le seul ressort des
branches et s'éloignent par la pression au-dessus de leur point
de croisement.

Il y a encore le dilatateur de Laborde à trois branches : c'est
le dilatateur ordinaire avec une 3e branche.

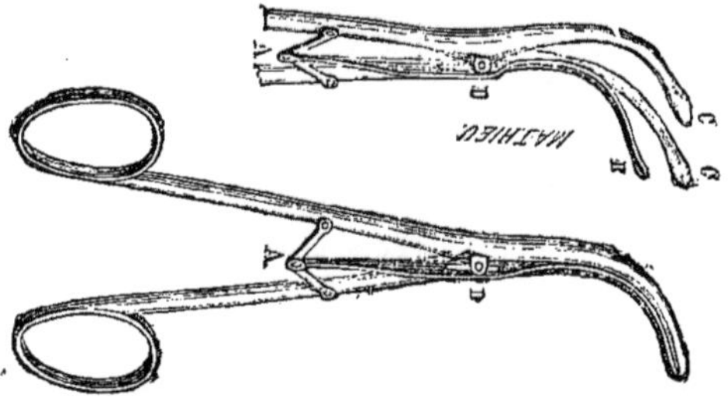

Fig. 1. — Dilatateur de Laborde.

Le dilatateur de Gendron est une espèce de pince à branches
courtes, recourbées en S, dont les extrémités, introduites

rapprochées dans la trachée, sont ensuite écartées par une vis de rappel. Il est inusité.

Celui de Maslieurat-Lagémar est une grosse serre-fine dont les branches, n'étant pas croisées, restent constamment écartées. On l'introduit fermé, en pressant sur les branches.

Le dilatateur est indispensable. J'ai, dit Trousssea dans ses Cliniques, une seule fois perdu un enfant pendant l'opération pour n'avoir pas eu cet instrument sous la main. Toutefois, à défaut de dilatateur, on peut avoir recours au procédé imaginé par P. Guersant; il consiste à armer cette canule d'un mandrin, d'une simple sonde de gomme élastique, qui dépasse de quelques centimètres l'ouverture inférieure du tube; la sonde s'introduit faciiement dans la plaie trachéale sur le doigt qui lui sert de conducteur; il suffit de faire glisser sur elle la canule pour la mettre en place. M. Péan a imaginé un porte-canule trachéal, ce qui lui permet de se passer de dilatateur.

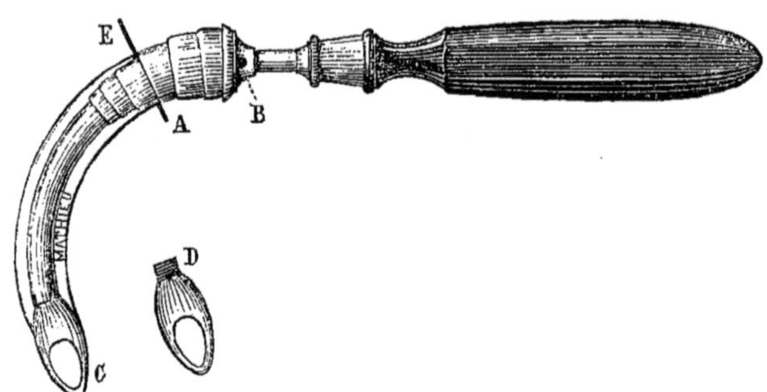

Fig. 2. — Porte-canule de M. Péan.

Des canules. — Rien n'a plus varié que la forme donnée à cet instrument. La canule, dit Trousseau (1), doit être double; une canule externe, dont le pavillon est percé de deux boutonnières qui reçoivent les rubans que l'on noue derrière le

(1) Trousseau, *Cliniques*, tome I.

cou, afin de maintenir l'appareil, une fois qu'il est en place. Indépendamment de ces deux boutonnières, le pavillon porte à la partie supérieure une sorte de clef qui joue dans une échancrure faite à la partie correspondante de la canule interne. Celle-ci, d'un diamètre nécessairement moindre que celui de la canule externe, est munie à son pavillon de deux oreilles qui permettent de la saisir quand on veut l'enlever ou la remettre ; elle se trouve fixée à la canule externe par la petite clef dont nous avons parlé et qui doit s'ouvrir et se fermer avec facilité. Son diamètre doit être assez grand ; il ne le sera jamais trop, pourvu que l'instrument entre facilement dans la trachée. L'extrémité trachéale de la canule est coupée légèrement en biseau et a ses bords arrondis et non tranchants. La courbure de la canule doit être celle de un quart de cercle, pour ne pas blesser la paroi antérieure de la trachée, et cependant de manière à ne pas porter par son extrémité sur la paroi postérieure. C'est ainsi que M. Mathieu les fait toutes aujourd'hui.

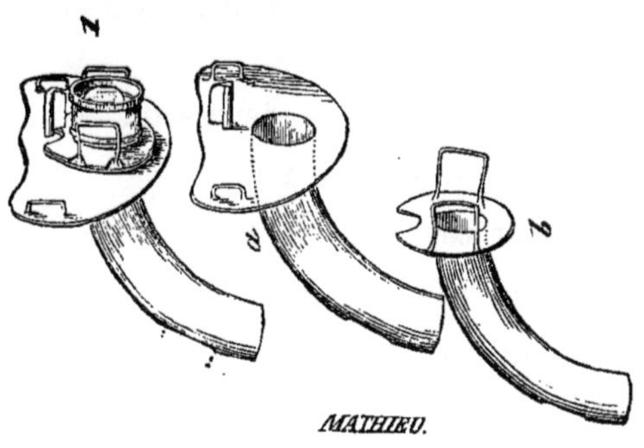

Fig. 3. — Canule double ordinaire. — *a* Canule externe ; *b* canule interne.

Conditions à remplir par une bonne canule. — Il faut, comme l'a dit Bouvier dans son excellent travail sur les canules (1), que la plaque dont elles sont garnies soit disposée de manière que le tube se dirige le plus possible dans la direction de la trachée; il faut aussi que la canule soit rendue mobile par le procédé indiqué par M. Roger et exécuté par M. Lüer. A l'aide de ces précautions, on rend moins fréquentes les ulcérations de la trachée.

Le diamètre des canules doit varier suivant les âges. A cette occasion, Moreau, interne de Bouvier, a pris avec beaucoup de soin les mesures des trachées chez les enfants de 2 à 15 ans. Ces données, qui indiquent pour cette période de 7 à 15 millimètres, nous permettent de dire qu'il suffit de quatre numéros pour les différents âges chez les enfants, savoir :

1re Canule de 6 millimètres de diamètre et 5 centimètres de longueur.

2e Canule de 8 millimètres de diamètre et 5 centimètres de longueur.

3e Canule de 10 millimètres de diamètre et 6 centimètres de longueur.

4e Canule de 12 millimètres de diamètre et même longueur que 3°.

Le n° 1 pour les enfants depuis un an jusqu'à 4 ans.

Le n° 2 pour ceux de 4 à 8.

Le n° 3 pour ceux de 8 à 12.

Le n° 4 pour ceux de 12 à 15.

Un 5e numéro ayant 15 millimètres de diamètre est utile pour les adultes (2).

Trousseau donne les dimensions suivantes selon les âges :

(1) *Bulletin de Thérapeutique*, tome LXIII, p. 299 et 346.

(2) Guersant, *Trachéotomie dans le croup.* —*Bulletin de Thérapeutique*, 1864.

	Ouverture antérieure.	Ouverture postérieure.	Grande courbure.	Petite courbure
Homme de taille ordinaire	0,015	0,012	0,065	0,050
Femme id.	0,013	0,011	0,060	0,045
Enfant de 8 à 12 ans	0,012	0,009	0,055	0,040
Enfant de 5 à 8 ans	0,011	0,008	0,050	0,039
Enfant de 2 à 5 ans	0,010	0,007	0,045	0,035
Enfant au-dessous de 2 ans	0,009	0,005	0,042	0,033

Des diverses formes de canule. — Elle fut tour à tour simple, double, méplate, cylindrique, fenêtrée, criblée, coudée à angle, courbée en arc. Casserius la faisait simple et courbée; Solingen la voulait aplatie; Martin, le premier, en 1750, la proposa double. Ficker exigeait que l'externe fût en argent, l'interne en gomme élastique, et toutes les deux avec un certain degré de courbure. La manière de conduire cette canule et de la fixer n'a pas moins varié que sa forme. Sanctorius la plaçait avec un trois-quarts; Moreau lui frayait un chemin entre deux anneaux avec une simple lancette ; nous avons déjà vu comment Dionis et Bauchot s'y prenaient pour la placer.

Un coup d'œil jeté sur les figures de la thèse du concours de Lenoir, reproduites dans le livre de médecine de Sédillot, nous en apprend bien plus que de longues pages de description sur la question.

La canule double est absolument nécessaire; et en vérité, quand on voit de quelle manière Van Swieten insiste sur la nécessité d'un double tube, et cela, d'après l'autorité de l'auteur anglais, J. Martin, on se demande comment ce précepte a été oublié, comment, dit Trousseau, malgré la recommandation de Bretonneau (qui, dès le début de ses opérations, se servait d'une canule double, non recourbée, dont l'externe était bivalve, avec un rebord saillant que portait l'extrémité trachéale pour l'empêcher de sortir) nous avons pu nous-même rester plusieurs années sans en faire usage (1).

(1) Trousseau, *loc. cit.*

La canule de Gendron était bivalve, courbe, mais unique ; une vis antéro-supérieure servait à éloigner ou à rapprocher les deux valves.

M. Chassaignac a fait percer la face supérieure de la canule externe d'une ouverture ovalaire qui, la canule interne enlevée, permet de juger de l'état de l'ouverture supérieure du larynx, eu égard au passage de l'air. Le bord antérieur de cette ouverture porte un petit taquet qui se relève après l'introduction de la canule et sert à fixer l'instrument dans l'ouverture trachéale sans le secours de rubans placés autour du cou. Ce système ne fait qu'ulcérer la trachée ; il est d'un usage fort peu répandu.

M. Lüer présente à l'Académie de médecine, dans la séance du 1er octobre 1861, deux canules qu'il a construites sur la demande de MM. Trousseau et Demarquay, et qui permettent la parole aux personnes soumises à l'opération de la trachéotomie.

M. Broca présente à la Société de chirurgie dans la séance du 20 mars 1867, une nouvelle canule à trachéotomie construite sur ses indications par M. Mathieu. Il est souvent difficile de savoir quand on peut sans danger retirer la canule trachéale. Si on la retire avant que la perméabilité du larynx soit rétablie, le malade est exposé aux dangers de la suffocation, car on replace quelquefois difficilement la canule que l'on vient d'enlever. Celle-ci est munie d'une ouverture sur la convexité de sa courbure permettant à l'air de passer dans le larynx lorsqu'on bouche l'extrémité antérieure de l'instrument. A cette extrémité antérieure s'applique une pièce mobile renfermant une soupape dont l'occlusion est réglée par le mouvement d'une vis. En fermant plus ou moins cette soupape, on force l'air à passer plus ou moins par le larynx, et lorsqu'on a pu tenir cette soupape fermée pendant plusieurs heures ou plusieurs jours, on a la certitude de pouvoir sans

danger retirer la canule, puisqu'on est assuré que le passage
de l'air par les voies naturelles est redevenu possible et suffi-
sant.

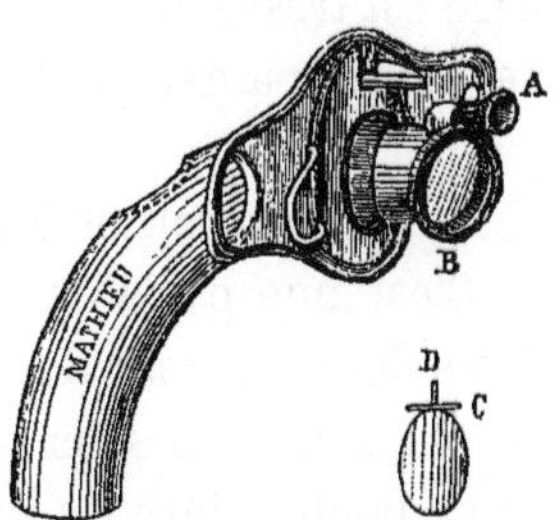

Fig. 4. — Canule à soupape de M. Broca.

Il est très-important de s'assurer si la canule es t biendans
la trachée, et non dans le tissu cellulaire prétrachéal ; la mort
a été plusieurs fois la conséquence de cette méprise. La perte
de la voix, un sifflement caractéristique, la déviation qu'é-
prouve la flamme d'une bougie approchée de la canule, une
respiration calme et régulière, indiquent que la canule est
bien en place.

Inconvénients des canules. On a dit qu'elles étaient un sujet
d'irritation, qu'elles s'obstruaient facilement, que leur introduction était difficile. Aussi plusieurs auteurs conseillent-ils
de s'en passer. Parmi eux il convient de citer Lazare Meysso-
nier, de Lyon, vers la fin du xviiie siècle, André et Lawrence,
chirurgiens anglais, qui, ne trouvent rien de mieux que de
faire éprouver une perte de substance à la trachée pour faciliter le passage de l'air.

Trousseau le premier, rappelant l'idée des érignes conseil-
lées par Solingen pour dilater la trachée, et que Wendt avait
remplacées par des crochets arrondis, a proposé d'abord deux
érignes mousses, destinées à saisir les lèvres de la plaie et à
les écarter en sens contraire ; puis, à l'exemple de Ch. Bell,

de Lawrence, des pincettes en fil d'archal, et remplissant le même objet par leur élasticité. Gendron fit de même.

Tous ces instruments sont oubliés aujourd'hui ; la difficulté de les maintenir en place est très-grande ; ils laissent les bords de la plaie se gonfler et rétrécir ainsi de plus en plus l'ouverture trachéale.

En 1844, Garin (1) proposait un collier dilatateur, destiné à remplacer la canule. C'est une paire de crampons d'argent dont les tenettes à trois dents entrent dans la trachée pour l'ouvrir en tirant sur ses lèvres en sens opposé, et dont les manettes, percées d'une boutonnière, se fixent par une courroie aux extrémités d'un arc de métal flexible qui embrasse le cou en arrière.

M. Krishaber, dans ces dernières années, a proposé une canule à trois ouvertures.

Elle a pour but de mettre le malade dans les conditions nécessaires pour parler, d'empêcher les crachats et les mucosités venant des poumons de se mettre en contact avec la peau du malade, de rendre le courant d'air *inspiré* indépendant du courant d'air *expiré*. Sur la canule trachée-ordinaire, on applique un appendice tubulé en forme de croix et à trois orifices : un orifice antérieur placé sur le trajet du tube et muni d'un clapet qui s'ouvre dans l'expiration et se ferme dans l'inspiration ; deux orifices latéraux, munis également de clapets en sens inverse, c'est-à-dire donnant accès à l'air inspiré et interceptant l'air expiré. Sur l'orifice antérieur, on applique un tube en caoutchouc qui est conduit en dessous des vêtements jusque dans la poche du malade. Quand celui-ci veut parler, il pince le tube en caoutchouc, l'air alors traverse le

_____

(1) Garin, Thèse de Paris, 1844. *Recherches historiques et critiques sur l'opportunité de la trachéotomie dans le croup. Procédé et instruments nouveaux d'opération.*

larynx et fait vibrer les cordes vocales pendant que le malade
continue à inspirer par les deux orifices latéraux.

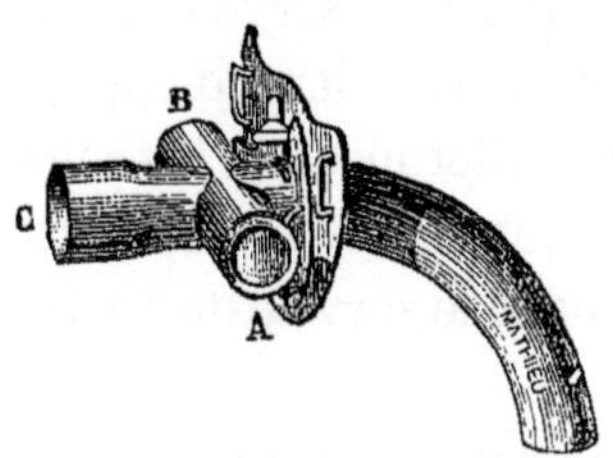

Fig. 5. — Canule à trois ouvertures.

Instruments particuliers. En 1844, Garin inventa un trachéotome dilatateur, sorte de pince à ressort, tout à fait semblable pour la forme et le jeu à la pince à ligature de Graeffe,
dont les branches parfaitement affilées comme deux petites
lames jumelles, auraient le tranchant d'un bistouri par leur
accolement intime, et la force d'un dilatateur par leur écartement mécanique. Ce trachéotome est légèrement recourbé.
Avec lui, l'auteur propose la trachéotomie cricoïdienne
par la ponction et l'incision combinées. Dans un premier
temps, la pointe de l'instrument fermé pénètre dans la membrane crico-thyroïdienne ; on l'enfonce en le relevant jusque
sur le fond de la trachée. Dans un deuxième temps, on incise
la trachée et les tissus subjacents dans une étendue de un
centimètre et demi, en faisant glisser obliquement le trachéotome. Dans le troisième et dernier temps on lâche le ressort
qui permet l'écartement des branches.

En 1859, Marjolin présenta à la Société de Chirurgie, dans
la séance du 19 janvier, un instrument destiné à fixer et à dilater la trachée. Il l'a fait construire par Lüer ; sa forme est
la même que celle de l'aiguille courbe de Deschamps. A la
face convexe des deux crochets mousses qui le terminent, il
est dans leur intervalle une rainure qui permet, dès que la
trachée est ouverte, d'introduire à volonté l'instrument de la

main gauche sur la lame même du bistouri. Si l'on préfère laisser le doigt indicateur gauche sur l'incision, on se sert alors de celui qui est fait pour la main droite. Quelle que soit du reste la main dont on se serve pour introduire le dilatateur, il suffit, dès qu'il est placé, d'appuyer légèrement avec le pouce sur le petit aileron de la branche mâle pour que les deux branches de l'instrument s'écartent. Il fut essayé deux fois sur le vivant, dans le service de Barthez; il parut simplifier l'opération.

M. Maisonneuve a essayé de faire revivre les bronchotomes; mais le sien diffère de ceux de Sanctorius, de Becker, de Bauchot, Richter, etc., en ce qu'il n'est pas seulement un instrument de ponction, un trocart, mais encore un instrument tranchant, un véritable bistouri. C'est une espèce d'aiguille courbe, tranchante par sa concavité. Son extrémité est en fer de lance et le talon se monte sur un manche fixe muni d'un régulateur destiné à limiter la profondeur de son action. On pénètre au niveau de l'espace crico-thyroïdien, et l'on pousse ensuite doucement dans la direction de ce conduit. Lorsqu'il est entièrement enfoncé, un petit mouvement de bascule fait ressortir de dedans en dehors la pointe qui traverse la trachée et les téguments. Alors, d'un seul coup, le tranchant de l'instrument traverse ces mêmes tissus. Maisonneuve s'est servi de son bronchotome sur le vivant.

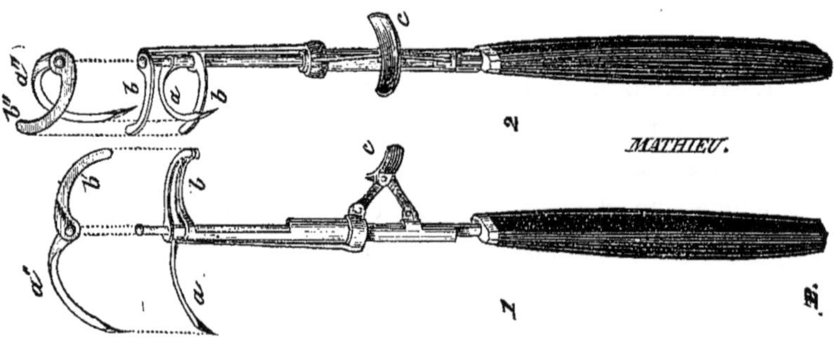

g. 6. — Trachéotome Maisonneuve avec dilatateur modifié de Mathieu.

Procédé de M. Chassaignac. — En 1853, M. Chassaignac rend compte à l'Académie de médecine, dans la séance du 12 juillet, d'une nouvelle manière de procéder pour faire la trachéotomie. « La principale, l'unique source peut-être des difficultés de la trachéotomie, c'est l'excessive mobilité des parties sur lesquelles se fait l'opération. Il faut donc, avant tout, immobiliser la région ou du moins l'organe sur lequel l'opération se pratique. Il y a quatre points à considérer dans le manuel opératoire :

1º Fixation du cartilage cricoïde ;

2º Incision de la trachée ;

3º Dilatation de la plaie ;

4º Introduction de la canule.

La fixation du cartilage cricoïde s'obtient à l'aide du ténaculum cricoïdien. C'est une forte érigne à un seul crochet, coudée sur sa longueur, de manière à lui permettre de piquer perpendiculairement dans le point où elle doit être implantée ; une cannelure est creusée sur la convexité du crochet ; quant à l'idée de retenir par le seul secours des doigts un conduit mobile, élastique, arrondi, entouré de muscles nombreux, nous regardons cela comme très-facile à dire, mais à peu près impossible à exécuter. Aussi Bretonneau a-t-il conseillé l'usage d'aiguilles à acupuncture, recourbées à la flamme d'une bougie près de leur pointe, et garnies à leur talon d'une petite boule de cire à cacheter. Liston a employé dans le même but un ténaculum à manche fixe ; il commençait par faire à la peau une longue incision, mettait la trachée à découvert, y implantait le ténaculum et ouvrait le conduit aérien de bas en haut. Le cricoïde est un point de repère tellement certain qu'il peut être toujours reconnu facilement à travers la peau, quels que soient l'âge, le sexe et l'état d'embonpoint du sujet qu'il s'agit d'opérér. Que s'il reste le moindre doute au moment d'implanter le ténaculum, une très-petite incision des tégu-

ments suffit à lever toute incertitude à implanter le ténacu .
lum sur le bord inférieur du cricoïde. Ce point est facilement
reconnaissable en allant de la fourchette sternale jusqu'à la
rencontre du premier pcint résistant qui se fera sentir sur ce
trajet ascendant.

Voilà donc l'arbre aérien solidement fixé au moyen de l'é-
rigne cricoïdienne. Quelle difficulté y a-t-il donc, malgré l'audace apparente de cette manœuvre, à plonger sans hésitation
le bistouri dans la trachée, en se guidant sur la cannelure
que présente ce nouveau cathéter?

On divise alors d'un seul coup les trois ou quatre anneaux
dont la section est indispensable pour introduire la canule. »

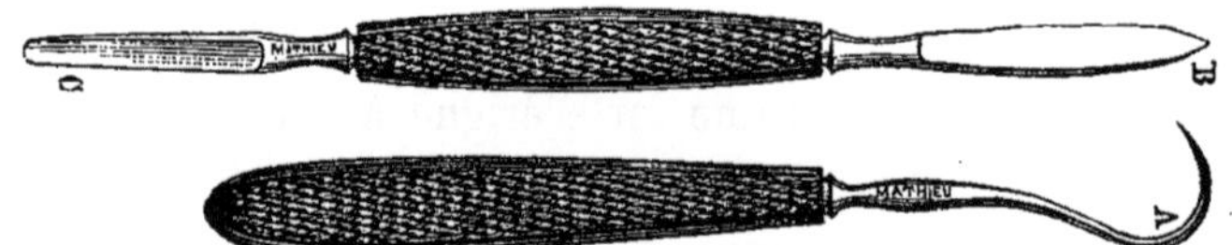

Fig. 7. — Ténaculum fixateur et bistouri double de M. Chassaignac.

Le procédé de M. Chassaignac a rencontré beaucoup d'op-
position.

M. Millard (1) lui reproche de fixer le larynx et la trachée
et d'occasionner ainsi de la gêne dans la respiration. Le ténaculum peut percer la paroi postérieure de la trachée. La mort
réelle et la mort apparente lui paraissent devoir être plus fréquentes avec le procédé de M. Chassaignac qu'avec tout autre.

Il n'est pas plus facile de ponctionner la trachée à travers
la peau qu'au fond d'une plaie (expériences sur le cadavre).
Même en ayant soin de faire une moucheture à la peau pour
aller à la recherche du cartilage cricoïde, on n'est pas toujours parfaitement sûr d'avoir bien accroché la trachée. Une
erreur de ce genre aurait les suites les plus funestes. Il est
difficile, chez les sujets gras, d'apprécier l'épaisseur et la ré-

(1) Millard : *De la trachéotomie dans le cas de croup.* Th. dè Paris, 1858.

sistance des tissus qui séparent la peau de la trachée, et l'on risque de blesser la paroi postérieure de ce conduit et même l'œsophage. Immédiatement après la ponction de la trachée par le ténaculum, et à la première expiration de l'enfant, avant l'incision de la trachée, l'air s'infiltre en suivant la cannelure de l'instrument et peut produire de l'emphysème.

Ténaculum fixateur et dilatateur de M. Langenbeck (de Berlin). — Ce ténaculum à deux branches, dont chacune représente la forme du ténaculum ordinaire, est introduit dans la trachée mise à découvert. On incise, de haut en bas, entre les branches du ténaculum écarté, et les deux bords de l'incision sont fixés.

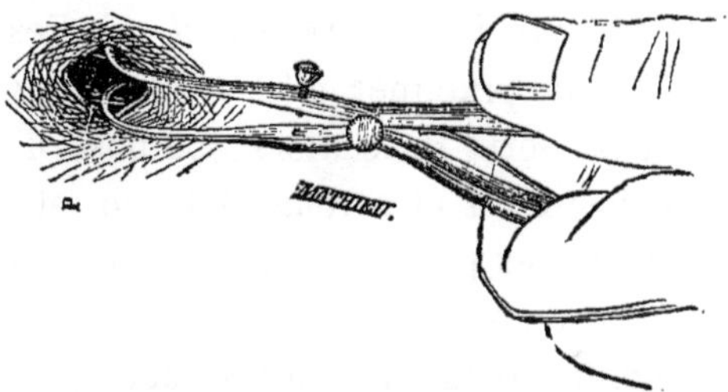

Fig. 8. — Ténaculum fixateur et dilatateur de Langenbeck.

Trachéotome de M. Marc Sée. — C'est une sorte de lithotome coudé, destiné à réunir, presque en un seul temps, la ponction, l'incision et la dilatation du conduit aérien.

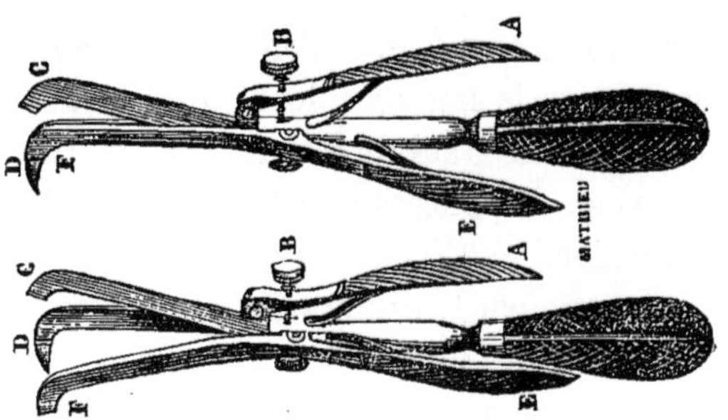

Fig. 9. — Trachéotome de M. Marc Sée.

Dans ces derniers temps, M. B. Anger a présenté à l'Académie de médecine (séance du 26 janvier 1875) un nouveau modèle de trachéotome dilatateur.

CHAPITRE V.

PROCÉDÉS PAR LE CAUTÈRE ACTUEL ET LE GALVANOCAUTÈRE.

Disons un mot de ces deux procédés, bien que le premier paraisse peu en faveur pour le moment et que le second ne soit applicable qu'à l'adulte.

Trachéotomie par le cautère actuel. — Dès 1829, Collineau (1) propose de pratiquer la trachéotomie avec un instrument particulier, sorte de cautère composé. d'un disque en cuivre rouge destiné à être rougi à blanc, et pourvu sur sa circonférence de deux plaques situées un peu obliquement et diamétralement opposées. Le disque sert de réservoir de chaleur; il est monté sur un manche; les deux plaques sont destinées à couper les tissus.

Voici la manière de s'en servir : on incise la peau sur un pli transversal et l'on applique l'une des plaques, chauffée suffisamment, sur le milieu des parties mises à découvert par la plaie. On arrive peu à peu jusqu'à la trachée, que l'on coupe avec la lame chauffée. Si l'on craint d'ouvrir la trachée de cette façon, on le fait avec le bistouri. L'auteur fit avec succès des expériences sur des chiens, qui guérirent.

Il n'y a pas eu d'application faite à l'homme de cette manière de procéder.

La trachéotomie par le cautère actuel peut se pratiquer de

(1) Collineau, Thèse de Paris.

différentes manières : procédé de M. de Saint-Germain (procédé rapide) ; procédé de MM. Muron, de Ranse et Laborde (procédé lent).

Procédé en un temps. — On se sert d'une lampe à alcool ou mieux encore d'une de ces lampes à donble courant dites éolypiles, qui permettent d'obtenir en très-peu de temps une chaleur considérable. Après quelques ébauches d'expériences commencées à l'amphithéâtre de l'hôpital des Enfants, dit M. de Saint-Germain, expériences qui me démontrèrent la possibilité de pénétrer avec le fer rouge dans la membrane crico-thyroïdienne ; je procédai méthodiquement à l'exécution de la méthode, à l'amphithéâtre des hôpitaux, sur des cadavres, puis sur des chiens.

La tête étant placée dans l'extension, on choisit son point de repère, 2 millimètres au-dessus du cricoïde, sur la ligne médiane ; on plonge le cautère porté au rouge-cerise au milieu de la membrane ; on l'enfonce avec prudence, et l'on sent bientôt une résistance vaincue. On pénètre un peu plus profondément, et, le cautère retiré, on constate un petit orifice rond. On introduit ensuite le dilatateur et la canule, après avoir divulsé la membrane crico-thyroïdienne. Mêmes résultats obtenus sur les chiens sans une goutte de sang. La plaie ne s'étend pas en longueur ; elle se cicatrise assez rapidement.

M. de Saint-Germain, après avoir sacrifié ses chiens, en fit l'autopsie. Sur deux des larynx examinés, il y avait une petite ulcération à la paroi postérieure du cartilage cricoïde, résultant du contact du fer chaud non encore éteint ; de plus, une ulcération bilatérale assez profonde.

(1) M. de Saint-Germain : *Leçons sur la trachéotomie* (loc. cit.) et *Note sur un nouveau procédé de larynyotomie* (cautère actuel) lue à la Société de chirurgie (séance du 9 juillet 1873) et à la Société de médecine de Paris (séances du 26 juin et du 12 juillet 1873).

Laryngo-trachéotomie par le cautère actuel. — Opération pratiquée par M. de Saint-Germain dans son service sur un enfant de trois ans (1).

Après avoir expérimenté avec un cautère plus petit sur des cadavres d'enfants de différents âges, je ne tardai pas à me convaincre que la ponction suivie de la divulsion permettait difficilement sur le vivant l'introduction d'une canule ordinaire, et combinant la laryngo-trachéotomie par ignipuncture avec le procédé Muron je m'arrêtai au programme suivant : 1° introduction dans le larynx par la membrane crico-thyroïdienne d'un bistouri mince et boutonné porté au rouge-cerise ; 2ᵉ section à l'aide du même bistouri resté dans la plaie du cricoïde, et de un ou deux anneaux de la trachée.

Le 24 février 1874, je fis l'opération sur un enfant de 3 ans, entré pour un double pied bot varus équin et pris dans le service d'angine diphthéritique et de croup.

L'enfant étant placé dans la position ordinaire, je saisis le larynx fortement entre le pouce et le médius et je l'appliquai vigoureusement sur les parties profondes. Cette manœuvre a pour avantages d'isoler absolument le larynx, de l'immobiliser complètement et de tendre la peau qui le recouvre. J'enfonçai lentement et perpendiculairement, le tranchant tourné en bas, un bistouri boutonné porté au rouge-cerise, à l'aide de la lampe dite d'émailleur, au point que j'avais déterminé, c'est-à-dire immédiatement au-dessous du thyroïde. La pénétration fut très-facile et une sensation très-nette de résistance vaincue m'apprit que j'avais traversé la membrane. Aussitôt sans faire sortir mon bistouri, je divisai à l'aide de son tranchant le cricoïde et un anneau de la trachée, puis je retirai la lame. Plaie très-nette, pas de sang, sillon noir dans le fond (plaie laryngo-trachéale). Le bruit caractéristique de l'entrée de l'air ne s'était pas fait entendre ; le dilatateur introduit, le sifflement se manifesta. Aucune difficulté pour placer la canule.

Le 27, la plaie examinée ressemble en tous points aux plaies de trachée faites par les procédés ordinaires. Mais l'infection diphthéritique continue ; les bords de la plaie deviennent grisâtres ; un œdème assez considérable occupe le pourtour de l'orifice de la plaie. L'enfant meurt le 28 au soir.

(1) Note lue à la Société de chirurgie, séance du 4 mars 1874.

Autopsie : Congestion et emphysème des poumons ; obstruction de la trachée par un grand nombre de fausses membranes. Sur la pièce fendue par sa partie postérieure, on voit que le larynx pas plus que la trachée n'ont été intéressés en aucun point par mon bistouri rougi, en dehors de la plaie pratiquée par lui ; cette plaie ne diffère point par ses caractères d'une plaie de trachée ordinaire, si ce n'est par cette particularité que ses deux lèvres parfaitement continues avec elles-mêmes s'étendent sans la moindre interruption de la peau à la surface de la trachée.

On objecta que la chaleur pouvait exercer une fâcheuse influence sur les cordes vocales. Il n'y a pas encore eu de succès pour permettre de réfuter l'objection.

Les circonstances ne se sont pas présentées, disait M. de Saint-Germain dans une de ses cliniques de cette année, de continuer cette manière de faire. Ce qui contribua à faire rejeter la méthode, c'est la perforation de la paroi postérieure de la trachée trouvée à l'autopsie d'un second cas, opéré avec le cautère dans le service de M. Labric.

Cautère actuel. — Procédé lent (1). — Des expériences faites de concert avec MM. Muron et Laborde furent instituées dans le laboratoire de M. Béclard. Les premières furent faites sur des chiens, d'après le procédé indiqué par M. de Saint-Germain. Deux d'entre elles montrèrent la possibilité de léser immédiatement les cartilages, les cordes vocales et la muqueuse laryngée. L'épaisseur des parties molles et la mobilité de la trachée ne permettent pas de pénétrer dans ce conduit avec un cautère à boule, comme celui dont se servait M. de Saint-Germain dans ses premières expériences.

Muron le remplaça alors par un cautère de forme cutellaire ; un bistouri ordinaire, un couteau de table à bord arrondi, un morceau de fer à lames aplaties, de forme elliptique, peuvent rendre tout aussi bien le même service. Il fit la trachéotomie au lieu classique d'élection, et s'y prit de la façon suivante :

(1) Communication de M. de Ranse, faite à la Société de médecine de Paris. Séance du 12 juillet 1873.

un premier bistouri chauffé brûle la peau en l'incisant, et ainsi de suite, couche par couche; jusqu'à la trachée avec d'autres bistouris également chauffés au chalumeau jusqu'au rouge-cerise. C'est ainsi que 3 chiens furent opérés avec un simple couteau de table ou de dessert, à bout arrondi ; l'extrémité du couteau, tenue perpendiculairement au-dessous du cricoïde et dans l'axe de la trachée, pénètre dans les tissus par simple pression ; deux cautères suffirent pour arriver jusqu'à la trachée. On divise celle-ci soit avec la pointe d'un autre couteau chauffé au rouge, soit avec le bistouri. La division par le bistouri sera peut-être préférable, parce qu'à ce moment on n'a plus à craindre l'hémorrhagie, et que l'eschare trachéale produite par le cautère peut rendre la cicatrisation plus lente. Muron fit par ce procédé 22 opérations ; l'hémorrhagie fut constamment évitée. Il n'est pas venu à notre connaissance que l'on ait pratiqué par ce procédé la trachéotomie sur le vivant.

Trachéotomie par le galvanocautère (1). — La galvanocaustique thermique est la chaleur développée par les courants électriques en un point donné. Le 23 avril 1872, M. le professeur Verneuil fit à l'Académie de médecine une importante communication sur la trachéotomie par le galvanocautère, mais il ne s'appuyait alors que sur une seule opération pour exposer les avantages de son procédé. Aujourd'hui il en a 6 : 5 faites par lui et une par moi, chez l'adulte, le vieillard et l'enfant.

Règles de l'opération :

Position du malade. — Le cou doit être dans l'extension forcée, car dans cette position la peau est tendue au devant de la trachée devenue ainsi superficielle et à peu près fixe ; aussi, peut-on terminer l'opération avec rapidité, ce qui est

(1) *De la trachéotomie par le galvanocautère*, par Fin. Bourdon. (Extrait des *Archives générales de médecine*, numéro de janvier 1873.

important, car l'écoulement sanguin, parfois très-abondant quand on se sert du bistouri, s'arrête en général aussitôt que la canule est mise en place. Lorsque la tête n'est pas assez renversée en arrière, et quand, par suite du peu d'espace qui existe entre le larynx et la fourchette sternale, on est obligé d'inciser la trachée dans une plaie profonde, l'introduction de la canule peut offrir quelques difficultés. Néanmoins, l'extension absolue du cou n'est pas indispensable.

L'opération se pratique en trois temps :

Premier temps : incision de la peau et des parties molles ;

Deuxième temps : incision de la trachée ;

Troisième temps : introduction de la canule.

Premier temps. Parlons d'abord de l'instrument. C'est un véritable couteau électrique, dont le manche, formé d'une substance isolante (buis, ivoire), renferme deux tiges de cuivre : l'une continue, l'autre interrompue en un point où elle est taillée en biseau, de manière à s'écarter de l'autre extrémité qui porte le cautère. Cette interruption, effectuée grâce à un bouton que l'on presse à volonté, est destinée à ouvrir ou à fermer le courant. Un fil de platine de diverses formes, recourbé, est adapté aux deux extrémités des tiges de cuivre, et peut être porté à la température que l'on veut. Son épaisseur, d'après M. Verneuil, doit être d'au moins 1 millimètre et demi, en même temps qu'il est replié et garde sa forme cylyndrique. La pile est celle de Grenet, au bichromate de potasse, avec 100 grammes d'acide sulfurique par litre. La pile plonge dans le liquide plus ou moins, suivant la chaleur voulue. Il ne faut pas plus de 800 degrés pour que le contenu soit hémostatique. Il est hémorrhagique à 1,500 degrés (Nélaton (1).

Revenons à l'opération. *Premier temps :* On marque avec

____

(1) Héral, Thèse de doctorat, 1874. *Considérations générales sur la trachéotomie et sur la galvanocaustique thermique appliquée à cette opération,*

l'ongle le point qui correspond au bord inférieur du cartilage cricoïde, lorsque le larynx est en haut de sa course, et l'on pique en quelque sorte la pointe du cautère exactement sur la ligne médiane. Une fois qu'il a pris son point d'appui à l'endroit voulu, rien de plus simple que de descendre plus ou moins bas, suivant le diamètre de la canule que l'on veut placer et l'épaisseur des parties molles qui recouvrent la trachée.

Il y a une certaine difficulté à diviser les tissus suivant la direction parfaitement rectiligne. Nous conseillons de tenir l'instrument comme le peintre tient son pinceau, et de placer la main gauche sous la droite pour lui servir d'appui.

L'axe du galvanocautère fera, avec la surface cutanée, un angle de 45°, à peu près comme le bistouri.

Chez l'enfant, la première incision ne doit intéresser que la peau, et il faut la faire avec beaucoup de légèreté, sinon on entrerait directement dans la trachée et l'on risquerait même d'aller perforer ou du moins cautériser fortement la paroi postérieure du conduit.

Excepté dans un cas, le premier temps s'est toujours exécuté sans écoulement sanguin.

Le second temps, qui consiste dans l'ouverture de la trachée, est presque toujours des plus faciles. Après l'incision des parties molles, on reconnaît la trachée avec le doigt et on s'assure que la ligne médiane répond bien au centre de la plaie. L'ouverture trachéale doit être plutôt trop petite que trop grande, et rien ne s'oppose à ce que l'on débride un peu la plaie au bistouri, si, après l'introduction de la pince, on la trouve trop petite. Pour ouvrir la trachée, il faut d'abord, en pressant doucement avec la pointe du couteau, traverser le premier espace intercartilagineux, puis diviser de haut en bas anneaux et espaces. La trachée ouverte, il ne sort rien de la plaie comme dans le procédé ordinaire, ce qui fit craindre à M. Verneuil, dans sa première opération, d'avoir fait fausse route. On peut entendre cependant un sifflement ou un souffle doux.

Le troisième temps est des plus faciles. La durée de l'opération est de trois à quatre minutes chez l'adulte ; elle est un peu moins longue chez l'enfant.

Il n'y a de la douleur que pour le premier temps.

Avantages de l'opération. Elle se fait à blanc, pour ainsi dire ; l'écoulement sanguin est nul ou insignifiant (un cas excepté). Pas de sang, par conséquent pas de crainte de voir la canule oblitérée par un caillot. La trachéotomie par le galvanocautère est surtout un procédé d'adulte (Verneuil), car c'est surtout chez l'adulte que les hémorrhagies sont à redouter.

En 1870, Amussat traversa les téguments de la trachée avec une aiguille courbe portant un fil double de platine, de manière à comprendre dans l'anse métallique deux centimètres environ du tube aérien. Après avoir enlevé l'aiguille, il saisit l'un des fils avec deux pinces en communication avec une pile et fit la section des tissus compris dans l'anse, sans écoulement sanguin.

Citons parmi les inconvénients :

1° La nécessité d'avoir à sa disposition, pour une opération d'urgence, un appareil aussi compliqué que le galvanocautère ;

2° Le temps relativement très-long qui est nécessaire à cette opération, faite couche par couche, et qui rend impossible le temps que je considère peut-être comme le plus important, la fixation absolue du larynx entre les doigts de la main gauche ;

3° La possibilité d'une hémorrhagie due à la température trop élevée du galvanocautère. Cet accident, auquel j'ai assisté deux fois, oblige l'opérateur à brusquer le dénouement à l'aide du bistouri et fait, par conséquent, perdre au malade le bénéfice de la cautérisation commencée.

Enfin, l'objection que l'on a faite à la trachéotomie par le cautère actuel, relativement à l'intégrité de la voix, me paraît avoir ici une bien autre valeur (1).

M. de Saint-Germain essaya le galvanocautère à l'hôpital des Enfants. Mon maître, M. Labric, suivit aussi une fois cette méthode dans son service. Leurs tentatives ne réalisèrent pas leurs espérances. Dans le cas de M. Labric l'eschare consécutive à l'opération fut des plus grandes.

En résumé, la trachéotomie, dit M. de Saint-Germain, a pu être pratiquée avec succès par des chirurgiens habiles menant cet instrument avec facilité, sur des adultes, et pour des lésions permettant de consacrer le temps nécessaire ; mais je n'hésite pas à la déclarer impraticable chez l'enfant atteint du croup, tant à cause des difficultés inhérentes à l'opération, que pour les eschares qui en sont la conséquence.

Depuis ces dernières années M. Krishaber a fait plusieurs trachéotomies par le galvanocautère sur l'adulte ; on peut en trouver les détails dans le compte-rendu des sociétés savantes.

J'ai passé quelque temps auprès d'un de ses opérés ; l'opération se fit sans accident, mais la plaie s'agrandit beaucoup par suite de la mortification des tissus avoisinant la plaie. Le malade guérit.

CHAPITRE VI

DESCRIPTION DES PROCÉDÉS TROUSSEAU ET BOURDILLAT. LEURS AVANTAGES ET LEURS INCONVÉNIENTS.

Procédé Trousseau (2).—Le malade est couché sur une table garnie d'un matelas peu épais et d'une couverture pliée en

(1) De Saint-Germain, *loc. cit.*

(2) Trousseau : *Cliniques*, tome I, et *Nouvelles recherches sur la trachéotomie à la période extrême du croup, in Union Médicale* 1851.

plusieurs doubles-; un oreiller roulé, mieux encore un rouleau fait avec des draps, sera placé sous les épaules et sous la partie postérieure du cou, de façon à tendre la région antérieure, et à mettre autant que possible en relief la trachée, que l'on se propose d'aller chercher. Cette position est sans doute horriblement gênante surtout pour un individu qui déjà s'asphyxie ; mais il ne la gardera pas longtemps. Un aide placé derrière lui sera chargé de maintenir vigoureusement la tête ; un autre aide, placé en face de l'opérateur, sera chargé d'écarter les différentes couches de tissus et les vaisseaux sanguins avec une érigne qu'il tiendra de la main gauche, tandis que de la main droite il sera prêt à éponger la plaie avec les éponges fines qui seront placées à côté de lui. D'autres personnes seront nécessaires pour empêcher le patient de remuer.

Enfin, pour ne rien omettre, si vous opérez la nuit, quelqu'un sera chargé de vous éclairer.

Si l'opération se fait en plein jour, le malade doit être placé directement devant la fenêtre de l'appartement, les pieds dirigés vers elle, de façon que la lumière tombe en plein sur le cou.

Ces précautions prises, le médecin, se tenant à la droite du malade, — je dis à la droite et non à la gauche, parce qu'autrement on serait gêné par la saillie du menton, — embrasse la région trachéale avec la main gauche, tandis qu'avec la main droite il fait sur la ligne médiane une incision qui s'étend du cartilage cricoïde jusqu'un peu au-dessus du sternum. L'importance d'inciser sur la ligne médiane est telle que pour n'avoir pas fait son incision suivant cette direction exacte, on peut être fort embarrassé dans toute la suite de l'opération ; aussi je recommande à ceux qui n'ont pas de prétention chirurgicale, de figurer préalablement le trajet du bistouri par un trait fait soit à l'encre, soit avec un bouchon noirci à la flamme

d'une bougie. L'incision ayant intéressé successivement la
peau, l'aponévrose cervicale, on arrive sur une petite raie
blanche qui marque l'interstice des masses musculaires. On
éponge le sang qui s'écoule déjà ; on incise alors sur cette
petite raie blanche, on sépare les muscles sterno-hyoïdiens et
sterno-thyroïdiens que, avec l'érigne tenue de la main gauche, on écarte d'un côté, en même temps que l'aide placé en
face de l'opérateur les sépare de l'autre. Ici commence la difficulté.

On est en effet sur l'isthme de la glande thyroïde, dont la
largeur et la position varient. Plus bas se trouve le plexus
veineux thyroïdien, et l'artère de Naubauer, quand elle
existe. C'est alors que le médecin ne doit pas oublier ce précepte capital de respecter les vaisseaux. S'il aperçoit une
grosse veine, il la dissèque et la maintient en l'attirant avec
l'érigne. Si la veine sous-clavière gauche gorgée de sang se
présente dans la fossette jugulaire, on doit la déprimer et la
protéger avec un doigt, car un accident terrible serait la conséquence de sa blessure ; à plus forte raison, doit-on faire
attention au tronc brachio-céphalique, qui, chez les enfants,
vient faire quelquefois une saillie considérable au-dessus de
la fourchette sus-sternale.

Quand les veines croisent complètement la trachée, ce qui
arrive quelquefois, on peut les lier des deux côtés avant d'inciser la partie qui ne peut être évitée, puis on coupe entre les
deux ligatures. Je n'ai encore jamais lié de veines chez un
enfant, sur 157 opérations ; mais je comprends que le médecin
encore inexpérimenté doive ne pas couper les grosses veines,
car la véhémence de l'hémorrhagie pourra le troubler et le
faire agir avec trop de précipitation. Si pourtant il y a une
grosse veine de coupée, n'ayez aucune crainte, enfoncez un
doigt dans l'angle inférieur de la plaie et un dans l'angle supérieur ; épongez, attendez, et ordinairement avant qu'une

minute soit écoulée, l'écoulement de sang est déjà réduit à de très-faibles proportions.

Si le pont du corps thyroïde se présente sous votre bistouri, n'hésitez jamais à le couper au milieu ; ordinairement vous avez un jet artériel gros comme un fil qni cesse après quelques secondes, et par cette section, vous avez singulièrement facilité l'opération.

Continuez alors l'incision sur la ligne médiane en introduisant le doigt indicateur de votre main gauche pour bien vous assurer que vous êtes sur la trachée, et non sur le côté de co conduit ; ne donnez pas un coup de bistouri qu'au préalable vous n'ayez épongé ; écartez toujours avec les érignes tout ce que vous avez incisé, et vous arriverez ainsi sur les cartilages de la trachée que vous reconnaîtrez à leur couleur blanche et à leur dureté. Ne vous pressez point encore d'ouvrir le conduit aérien : mettez à nu 3 ou 4 cerceaux, suspendez l'opération, mettez à votre portée et en quelque sorte sous votre main, le bistouri boutonné, le dilatateur, la canule. Cela bien préparé, épongez soigneusement le fond de la plaie et la trachée, et après avoir dénudé celle-ci, ponctionnez-la en faisant une petite incision aussi près que possible du cartilage cricoïde, et en dirigeant le bistouri sur l'ongle de l'index placé dans le fond de la plaie. Un sifflement indique que la trachée est ouverte ; on éponge, et par l'ouverture faite on introduit nn bistouri boutonné qui agrandit l'incision. Si celle-ci est faite loin du cartilage cricoïde, il faut l'agrandir de bas en haut pour éviter le tronc brachio-céphalique. Ne soyez point ému de l'introduction d'un peu de sang dans la trachée et du bruit que font l'air, le mucus et les fausses membranes qui s'échappent par l'incision. Opérez très-lentement. La trachée est ouverte, mais tout n'est pas fini ; ce qui reste à faire est le temps de l'opération, sinon le plus difficile, du moins celui qui exige le plus de sang-froid et de présence d'esprit. En effet, à cet instant, le sang s'engouffre dans les bronches, et comme la respiration devient alors plus pénible, l'hémorrhagie veineuse, loin de s'arrêter, coule avec plus de force. Il faut immédiatement s'armer du dilatateur qu'on doit avoir sous la main ; on l'introduit fermé entre les lèvres de la plaie trachéale, et quand il est engagé, on l'ouvre modérément en écartant ses anneaux. Cette manœuvre toute facile qu'elle paraît, n'en demande pas moins quelque habitude. Très-souvent il m'est arrivé de placer l'extrémité de mon instrument entre les muscles, et de n'introduire qu'une de ses branches dans la trachée. Ici encore il faut procéder lentement ; il faut aller aussi profondément que possible. Lorsque le dilatateur est bien placé, l'air pénètre aisément : le sang, les mucosités, les fausses membranes, sont expectorés, et la respiration devient ordinairement facile. A ce moment de l'opération, l'aide qui tient la tête du malade doit la relever un peu en avant, afin de faciliter l'introduction du dilatateur, en relâchant les bords de la plaie, et aussi afin de favoriser la sortie du sang et des mucosités.

Le dilatateur va servir de conducteur à cette canule, qui a été préalablement garnie d'une rondelle de caoutchouc, ou bien encore de taffetas gommé destiné à empêcher son pavillon d'irriter, d'excorier la peau du cou. Ce temps de l'opération est souvent fort difficile ; quelquefois on manque l'ouverture de la trachée et l'on enfonce l'instrument au devant de ce conduit dans le tissu cellulaire.

On s'aperçoit que la canule est en place en voyant l'air et les mucosités s'échapper par son orifice extérieur et en constatant la facilité avec laquelle se fait alors la respiration. Il est indispensable que la canule soit longue et qu'elle pénètre dans la trachée à 1 ou 2 centimètres au-delà de l'angle inférieur de la plaie de ce conduit. Si elle est trop courte, elle se dérange dans les efforts de toux, sort de la trachée pour se placer au-devant, dans un cul-de-sac qui s'y trouve toujours, et le malade meurt asphyxié en quelques minutes. Ce sont là des accidents affreux que j'ai eu trois fois à déplorer, bien que j'eusse laissé auprès de mes opérés des élèves en médecine qui n'étaient pas sans quelque expérience. Pour les éviter, il faut de plus que la canule soit solidement fixée autour du cou par des cordons.

Quand une fois on a pénétré dans la trachée, peu importe en vérité de quelle manière on y est arrivé ; que l'opération ait été faite plus ou moins habilement, plus ou moins rapidement, les choses deviennent égales, pourvu qu'on n'ait pas eu d'hémorrhagie, car les pertes de sang ont une bien fâcheuse influence sur les suites de l'opération.

Mais cette opération, si simple chez l'enfant, est très-laborieuse chez l'adulte. Là il faut lier les vaisseaux que l'on coupe sous peine de voir quelquefois des hémorrhagies persister après la trachéotomie. Là il ne ne faut jamais ouvrir la trachée, à moins que le sang ne soit arrêté.

Malgaigne (1) a apporté quelques modifications au procédé de Trousseau. « Les premières incisions étant faites à l'ordinaire, si les veines ne peuvent pas être écartées, je les divise sur la ligne médiane, rapidement, bien que sans précipitation, dans toute l'étendue de l'incision extérieure, arrêtant le sang du mieux que je peux avec mes doigts et les doigts de mes aides, ou encore en attirant au dehors avec les crochets mousses les vaisseaux divisés. J'arrive ainsi sur la gaîne trachéale, tout à fait au-dessous de la couche vasculaire, et je la divise à son tour.

Aussitôt je porte un crochet mousse sur la trachée mise à nu et, en l'appuyant en arrière et en dehors, j'attire en ce sens et la gaîne et les vaisseaux coupés, qui se trouvent comprimés

(1) *Traité de médecine opératoire.*

entre-elle et la peau rapprochées l'une de l'autre; aussitôt tout saignement cesse de ce côté. Un autre crochet en fait autant de l'autre côté. En même temps, tous deux fixent la trachée latéralement sans la comprimer et la laissent complètement à nu en avant, dans plus de la moitié de sa circonférence antérieure. »

Velpeau opérait entre le quatrième et le septième anneau.

Inconvénients du procédé Trousseau. — Aller lentement, très-lentement est un des points principaux du procédé. C'est cette lenteur même qui peut être et qui est en effet dans bien des cas un grand inconvénient.

Notons, dit M. de Saint-Germain (1), que dans la très-grande majorité des cas où l'on fait la trachéotomie, la suffocation est imminente.

Le cou est gonflé, et le sang veineux ne circule pas. Aussi est-il nécessaire. dans la prévision des grandes difficultés qui peuvent survenir, et qui seront d'autant plus grandes que l'asphyxie sera plus considérable, de pratiquer — autre inconvénient — une très-large incision à la peau, sans qu'il y ait besoin pour cela de fixer à l'avance son incision ou de faire un pli cutané, comme le conseille Trousseau.

Une autre difficulté consiste dans le suintement que fournissent continuellement les vaisseaux artériels ou veineux divisés chemin faisant, et surtout au niveau de l'isthme du corps thyroïde ce qui crée une certaine difficulté en masquant les parties à diviser et peut devenir un véritable danger tant par l'abondance de l'hémorrhagie que par l'introduction possible du sang dans les voies aériennes. Aussi Velpeau veut-il qu'on lie tous les vaisseaux au fur et à mesure qu'ils donnent, et Récamier conseille-t-il de faire la bronchotomie en deux temps séparés par quelques heures.

(1 De Saint-Germain, *loc. cit.*

Ces moyens sont le plus souvent inapplicables et peuvent être remplacés par l'incision rapide et large de la trachée. En effet, 111 fois sur 113, Trousseau a vu le sang s'arrêter dès l'ouverture de la trachée ; aussi conseille-t-il d'écarter avec des érignes mousses tous les vaisseaux qu'on peut apercevoir dans la plaie. S'il est impossible de les ménager, on les coupera franchement en travers, et l'on se hâtera de terminer l'opération.

Ainsi, vous commencez lentement et vous êtes exposé à avoir la main forcée, soit par l'hémorrhagie, soit par cet état syncopal tout particulier que l'on signale chez les malades, et qui tient très-probablement à la position qu'on leur impose, et plus encore au temps pendant lequel on la leur fait subir.

De plus encore, par suite de la longue incision que l'on est obligé de faire, l'hémorrhagie a bien plus d'occasion de se produire, le bistouri pouvant rencontrer une anomalie dans la disposition des vaisseaux au devant du cou.

Cet accident n'est pas rare, et la crainte légitime qu'il inspire a suggéré à quelques praticiens de se servir le moins possible de l'instrument tranchant et de faire jouer le rôle principal, soit aux doigts, soit surtout à la sonde cannelée, s'efforçant ainsi de dénuder jusqu'à la trachée. Il peut encore arriver qu'au moment où l'on plonge la pointe du bistouri dans la trachée, cet instrument s'échappe de la plaie avant qu'on ait pu donner à celle-ci toute l'étendue nécessaire. Dans ce cas, il faut se hâter d'introduire un bistouri boutonné dans cette première incision et l'agrandir. Cette nécessité se présente souvent dans la pratique, et les hommes réfléchis qui la redoutent d'avance, ont toujours un bistouri boutonné. Ils savent que le moindre retard peut devenir fatal à l'opéré, car il y a dans toutes ces incisions incomplètes des voies aériennes, un phénomène qui peut avoir les suites les plus graves ; en effet, dès la première inspiration qui se fait après l'ouverture, l'air se précipite dans la trachée, entraînant avec lui le sang qui suinte de la plaie; celui-ci, ne tardant pas à agir à la manière des corps étrangers, provoque une toux convulsive ou bien il s'accumule dans les bronches et augmente la dyspnée. Toujours est-il que, dans ces cas, et à cet instant de l'opération, il y a un moment d'anxiété dont il est impossible de se défendre, quelque certain qu'on soit d'ailleurs de pouvoir calmer les accidents en ouvrant largement la trachée. Pour éviter la suffocation et la mort, il faut donc agir promptement (1).

Ce n'est pas tout; il m'a semblé que l'introduction du dilatateur, et par suite celle de la canule, devait offrir et offre, en effet, assez de difficulté. Et cela se comprend quand on songe qu'il est presque impossible que toutes les incisions faites se correspondent parfaitement, qu'il y ait, en un mot, parallélisme complet entre les plaies des différentes couches de tissus. Dès lors, le dilatateur peut aller buter contre un lambeau de tissu cellulaire ou de muscle, et, lorsqu'on vient à en écarter les branches, une seule peut se trouver engagée; la plaie trachéale n'étant pas dilatée, la canule ne peut être introduite, et il faut recommencer la manœuvre.

Par suite du lieu d'élection de l'opération, l'opérateur est exposé à blesser un vaisseau important, accidents qui sont en effet arrivés, heureusement dans des cas fort rares.

De cet examen il résulte, dit M. de Saint-Germain, que la trachéotomie est, au point de vue opératoire, la méthode de bronchotomie la plus dangereuse et la plus difficile à exécuter.

Procédé mixte connu à l'hôpital des Enfants-Malades, sous le nom de procédé Bourdillat.

Il m'a paru, dit M. de Saint-Germain, que, par le fait de la

(1) Lenoir, *loc. cit.*

tradition et de l'expérience, on avait reconnu la nécessité d'aller vite, et qu'on avait abandonné à peu près complètement le procédé de Trousseau.

Serait-il vrai, dit Bourdillat (1), qu'il y ait avantage pour la sécurité pendant l'opération et pour la marche ultérieure de la maladie, à procéder aux divers temps de la trachéotomie avec la plus grande lenteur et sans grand souci du temps qui peut s'écouler pendant cette division minutieuse des tissus placés au devant de la trachée? En pratique, ces préceptes sont généralemeut peu suivis. Il est en effet un élément dont l'observation apprend vite à tenir grand compte, c'est la funeste influence des déperditions sanguines, inséparables, dans la plupart des cas, d'une lenteur trop calculée. Le plus souvent cette opération donne lieu à une émission sanguine, relativement considérable.

M. Barthez, et d'autres auteurs après lui, ont signalé les dangers particulièrement graves de ces hémorrhagies chez les jeunes enfants qu'elles prédisposent à la syncope et jettent dans un état de dépression dont ils ne se relèvent point toujours. La pratique journalière en fournit des exemples, et il n'est personne qui n'en ait été témoin.

Manuel opératoire. Inciser en un seul temps la couche des tissus placés en avant de la trachée, puis en un second temps, et toujours dans l'étendue convenable, la trachée elle-même. Après avoir reconnu la position du cartilage cricoïde et de la trachée, et l'épaisseur probable des tissus, on place l'index gauche à la partie supérieure du conduit, de manière à avoir pendant toute la durée de l'opération un guide sûr qui n'abandonne à aucun moment le conduit, puis, par une ponction, on plonge la pointe du bistouri sur la ligne médiane, au-dessous du cricoïde, à la profondeur de 1 centimètre environ,

(1) Bourdillat. Statistique pour servir à l'histoire de ia trachéotomie. Société médicale des hôpitaux, 26 juillet 1867.

excepté chez les enfants âgés de moins de deux ans, où cette profondeur doit être un peu moins considérable, puis on prolonge l'incision de haut en bas dans l'étendue de 1 centimètre et demi à 2 centimètres. On divise ainsi tous les tissus placés dans le champ de l'instrument. Ce premier temps suffit généralement à mettre à nu la trachée ; alors on la ponctionne à sa partie supérieure, toujours en se servant de l'index gauche comme guide ; on donne d'emblée à l'ouverture trachéale l'étendue nécessaire, de façon à introduire la canule le plus rapidement possible. On trace à l'avance sur la peau la ligne que doit suivre l'instrument.

Il est dit que, par la méthode lente, on peut, si l'on rencontre des veines volumineuses, les rejeter à droite ou à gauche et éviter leur section. Rien n'est plus rare que cette possibilité. Le plus souvent, le sang coule en abondance, remplit la plaie, masque les tissus, et l'opérateur n'a guère, pour se guider, que la direction de son incision première et la sensation de la trachée sous son doigt. C'est même là ce qui distingue à un si haut degré la trachéotomie sur le vivant de celle que l'on exécute sur le cadavre.

Les avantages de ma manière d'opérer, dit Bourdillat, sont d'exposer moins aux hémorrhagies, à leurs funestes effets sur les suites de la maladie et aussi à leurs conséquences immédiates, la mort pendant l'opération. L'incision des tissus, en un temps, donne une plaie plus régulière ; il y a parallélisme entre les plaies cutanée et trachéale, ce qui fait que l'emphysème est plus rare ; la plaie est plus petite, et, par conséquent, la cicatrisation se fait plus rapidement, et la fièvre inflammatoire est moindre. Enfin, l'exécution est plus facile.

Inconvénients du procédé. C'est là, disait M. de Saint-Germain, un bon procédé ; il est rapide, il est sûr ; il n'exige pas l'emploi d'instruments spéciaux, il est applicable chez tous les sujets et dans toutes les circonstances. Pourtant, je crois qu'on peut encore éloigner les petits inconvénients qu'il présente, l'hémorrhagie entre autres, en faisant la trachéotomie en un seul temps.

— Il nous semble que c'est là un inconvénient sérieux. Nous avons vu faire, nous avons fait nous-même, dans notre année, plusieurs trachéotomies par ce procédé. Dans bien des cas, nous avons vu des hémorrhagies sérieuses compromettre singulièrement l'opération. Bien souvent, nous avons entendu notre excellent maître, M. le Dr Labric, dire qu'il ne comprenait pas les avantages qu'il pouvait y avoir à opérer de la sorte, que c'était là un procédé aveugle qui avait la plupart des inconvénients de celui de Trousseau sans en avoir les avantages. M. de Saint-Germain partage aujourd'hui l'opinion de M. Labric.

Vous opérez en effet comme Trousseau, dans un endroit où se trouvent plusieurs veines importantes ; du premier coup de bistouri, vous voulez pénétrer jusqu'à la trachée. Si vous ne rencontrez pas, sous votre instrument, de vaisseaux importants, vous n'aurez aucun accident à déplorer. Mais vous n'avez rien fait pour les éviter ; en un mot, vous opérez à l'aveuglette ; vous voulez aller plus vite que Trousseau, mais vous ne vous entourez pas des précautions qu'il prenait. De plus encore, ne pouvant apprécier l'épaisseur des tissus à traverser, vous donnez un premier, un second, souvent un troisième et quelquefois même un quatrième coup de bistouri, et si, dès le premier, vous avez du sang, vous êtes ému, vous allez absolument au hasard et vous vous exposez aux plus sérieux accidents : une hémorrhagie abondante, la pénétration du sang dans la trachée, l'incision trop petite du duit aérien. La mort est souvent, dans ces cas, la conséquence d'une opération faite dans de telles conditions.

CHAPITRE VIII

TRACHÉOTOMIE PAR LE PROCÉDÉ RAPIDE OU PROCÉDÉ EN UN SEUL TEMPS.

La trachéotomie, telle que la pratique aujourd'hui M. de Saint-Germain, fut faite plusieurs fois par M. A. Bérard à peu près de la même manière. Trousseau (1) nous apprend comment il s'y prenait. Il s'assurait de la place occupée par la trachée, fixait le conduit aérien entre l'indicateur et le médius, et il enfonçait le bistouri au niveau du cricoïde, jusqu'au moment où le sifflement de l'air lui indiquait qu'il avait pénétré dans la trachée ; il prolongeait alors son incision en bas, de manière à ouvrir 3 ou 4 anneaux, introduisait rapidement le dilatateur et plaçait sa canule.

Sur la fin de sa vie, Bérard renonça à son procédé.

M. de Saint-Germain l'a remis en honneur, et bien que, de nos jours, cette manière d'opérer semble peu en faveur, nous ne doutons pas que mieux connue et surtout mieux appréciée elle ne devienne tôt ou tard le procédé le plus suivi de trachéotomie.

Nous laisons la parole à M. de Saint-Germain (2) :

« La trachéotomie est essentiellement une opération d'urgence. Il faut la simplifier assez, tant au point de vue des instruments à employer que du manuel opératoire à suivre ; il faut la rendre assez simple pour qu'elle puisse être pratiquée par tous les médecins et dans toutes les circonstances. Certains auteurs se sont préoccupés d'aller vite, et ils ont inventé dans ce but des appareils spéciaux. Ce seul fait nous engage à repousser tous ces procédés. D'autres auteurs ont

(1) *Trachéotomie à la période ultime du croup, in Archives de médecine* 5° série, tome V, mars 1855.

(2) De Saint-Germain. *Leçons sur la trachéotomie, loc. cit.*

voulu aller lentement pour aller sûrement ; nous repoussons également cette méthode, qui offre de nombreux inconvénients.

D'abord elle exige trois personnes sûres sous la main ; elle dure longtemps, et elle expose le malade à mourir suffoqué pendant l'opération ; elle laisse une plaie cutanée très-vaste et très-exposée à toutes les complications (phlegmons, érysipèle, diphthérie, etc.). Enfin elle peut être la cause d'une hémorrhagie considérable qui aggrave d'autant la situation du malade. N'est-il pas possible de réunir les avantages de ces deux méthodes et d'écarter leurs inconvénients?

Depuis près d'un demi-siècle, la trachéotomie est devenue une opération presque journalière dans les hôpitaux d'enfants, où elle incombe à l'interne de garde. Je l'ai pratiquée pendant mon internat, je l'ai vu pratiquer bon nombre de fois alors et depuis. La nécessité d'aller vite a été reconnue.

Instruments nécessaires.— Un bistouri droit, dit à trachéotomie, neuf ou fraîchement repassé ou poli; un bistouri boutonné, un dilatateur, une petite et une moyenne canule, enfin deux mètres de ruban de fil.

Une fois vos aides recrutés, au nombre de 3 ou 4, vous devez vous occuper du meuble qui vous servira à placer le malade et de l'éclairage nécessaire. N'opérez jamais un malade sur son lit, toujours trop bas et trop mou.

Choisissez une table, ou mieux une commode; disposez-la de façon qu'on puisse circuler autour d'elle ; recouvrez-la d'un petit matelas protégé lui-même par un taffetas ou une toile cirée, et disposez aussitôt le rouleau qui, placé sous la nuque ou mieux sous les épaules de votre malade, vous permettra de rendre l'extension aussi complète que possible.

La confection de ce coussin est chose importante. Demandez un oreiller, une bouteille vide et une corde ou une bande. Placez la bouteille au centre de l'oreiller roulé en boudin, et ficelez le tout aussi fortement que possible.

Exagérez l'éclairage. Obtenez une véritable illumination. Défiez-vous surtout d'un éclairage unique, si intense qu'il soit, surtout s'il est mobile et confié à un aide. La rupture d'un verre de lampe, un défaut d'équibre, un faux-pas, un coup de coude, peuvent tout à coup vous plonger dans l'obscurité.

Deux aides peuvent suffire. L'un tient la tête dans une extension convenable. — Il ne faut pas faire l'extension forcée du cou, car alors les muscles sous-hyoïdiens et les aponévroses cervicales tendues trop fortement dépriment la trachée. Le corps thyroïde entraîné en haut la recouvre davantage dans le point que doit atteindre l'instrument; enfin, dit Pétrequin, dans l'extension forcée, il est d'expérience que toutes les gaines des vaisseaux sont tendues, que les veines ouvertes restent béantes et donnent à craindre l'introduction de l'air.

Le second aide peut immobiliser bras et jambes de la façon suivante : à genoux au bout de la table, ou assis sur une chaise, il se penche sur le petit malade de façon que sa figure repose presque au niveau de son bassin, lui saisit fortement les mains étendues dans les siennes et enveloppe pour ainsi dire en la comprimant, toute la partie inférieure du corps de l'enfant.

— (Une bonne manière de ténir la tête et de la bien faire saillir est la suivante (elle est conseillée par M. Labric) : une des mains tient la nuque de l'enfant dans sa concavité; l'autre appuie son bord cubital sous les arcades orbitaires, de façon à faire légèrement pencher la tête. On tient ainsi très-solidement, et la trachée est toute portée en avant). —

L'enfant étant tenu dans la position que nous venons de décrire, vous prenez vos points de repère, et vous marquez avec l'ongle ou un crayon la limite inférieure du cartilage thyroïde. Ce signe n'est qu'un jalon ; ce n'est pas à ce point précis que vous enfoncerez peut-être votre bistouri, mais il est précieux, en ce sens qu'il vous donnera le niveau de votre incision et vous empêche de faire un écart par trop considérable. Cela fait, vous saisissez *fortement*, entendez-vous bien, le larynx de l'enfant entre le pouce d'une part, l'index et le médius de la main gauche d'autre part, non pas par un mouvement de pincement et d'écrasemeut, mais comme si vous vouliez l'énucléer, pour ainsi dire, le faire saillir en avant, en cherchant à faire rejoindre le bout de vos doigts en arrière de lui. De cette façon la peau est parfaitement tendue, et vous amenez le larynx et la trachée au devant de votre bistouri et vous évitez l'aplatissement de la trachée qui aurait lieu infailliblement, si vous vous borniez à la fixer par une pression directe.

Vous remarquez alors, au niveau du point que vous avez tracé, une dépression transversale, un pli rentrant de la peau. Ce pli correspond exactement à la membrane crico-thyroï-dienne.

Essayez cette manœuvre comme je l'ai fait sur une quantité considérable d'enfants, et vous verrez combien est précieux ce point de repère.

M. Hillairet, dans un travail remarquable, s'est élevé contre cette fixation absolue du larynx, en assurant qu'elle pouvait déterminer une asphyxie immédiate.

Si cette manœuvre est bien faite, telle que je la comprends, telle que je vous l'ai décrite, je crois pouvoir vous affirmer que vous n'augmentez pas la difficulté de la respiration, car le dia-mètre du canal aérien n'est pas changé.

Voilà donc le lieu d'élection pour votre ponction. — Il n'est pas toujours facile de sentir le cartilage cricoïde, mais peu importe, car on ne se trompera pas sur la saillie du cartilage thyroïde, et, ponctionnant au-dessous de son bord inférieur, plus ou moins exactement, on est sûr de ne pas faire erreur, car nous dirons plus loin que l'opération réussit aussi bien, que l'on soit tombé sur le cartilage cricoïde ou sur les deux ou trois premiers anneaux de la trachée.

Votre bistouri est tenu comme une plume à écrire, fortement serré entre les doigts; le médius solidement appuyé sur la face de la lame qui vous est opposée, limite absolument la longueur de cette lame à un centimètre et quart, comme le ferait un curseur. C'est ainsi que j'ai l'habitude de tenir mon bistouri.

Les expériences que j'ai faites sur le cadavre me donnent la conviction intime que, dans aucun cas, il ne me serait possible avec une telle longueur de lame d'aller toucher la paroi postérieure de la trachée, à plus forte raison l'œsophage. On pourrait à la rigueur enrouler ou du diachylon ou du ruban de fil autour de la lame, de façon à limiter la longueur du tranchant; mais, à mon avis, rien ne vaut le curseur intelligent formé par le médius.

Enfoncez alors votre bistouri perpendiculairement, au milieu de la dépression dont je vous parlais à l'instant. A un moment donné, vous sentez, et cette sensation ne me manque jamais, maintenant que l'habitude et l'expérience me permettent d'analyser mes sensations, vous sentez, dis-je, une résistance vaincue : vous avez perforé la membrane crico-thyroïdienne. — L'incision du cricoïde est sans inconvénient et de nulle difficulté chez les enfants ; elle est inoffensive. — Gardez-vous alors de faire ce que je faisais au début, de sectionner par pression le cricoïde et les premiers anneaux de la trachée, ainsi que tous les tissus qui les recouvrent, y compris la peau. Vous feriez une mauvaise besogne ; le point vaut bien la peine d'être mis en lumière.

Je procédais de cette façon en sectionnant par pression, et

quelques succês obtenus me permettaient de croire à une bonne pratique, quand j'eus l'occasion de faire, dans le service de M. Roger, une trachéotomie qui me fit faire un retour sur moi-même. L'opération fut pratiquée d'un seul coup, mais j'eus une peine énorme à placer la canule qui semblait trop courte.

L'enfant mourut quelques jours après, et je trouvai à l'autopsie une énorme disproportion entre la plaie cutanée de deux centimètres et demi et la plaie trachéale qui comprenait le cricoide et cinq anneaux de la trachée, ce qui expliquait, par parenthèse, la difficulté d'introduction de la canule et de son maintien,

Lorsque vous sectionnez par pression, vous avez à vaincre deux résistances absolument inégales : celle de la peau et celle de la trachée. La trachée n'étant pas élastique dans ce sens, se laisse facilement sectionner ; la peau, très-élastique au contraire, fuit devant le bistouri et ne se trouve divisée que dans une étendue moins considérable.

Gardez-vous donc de sectionner par pression, mais bien en sciant, et cela avec une certaine lenteur, jusqu'à ce que vous ayez coupé le cricoïde et deux anneaux de la trachée ; ce qui correspond à peu près à une plaie cutanée de deux centimètres ; puis vous retirez votre bistouri obliquement de façon à étendre quelque peu l'incision de la peau et à la faire descendre plus bas que la plaie trachéale. A peine votre bistouri est-il retiré, que le bruit caractéristique se produit, une bouffée d'air expiré s'échappe avec une pluie de sang et vous indique que vous avez pénétré dans la trachée. Si ce phénomène ne se produit pas, il faut, sans cesser la fixation du larynx, réintroduire le bistouri au fond du sillon que l'on vient de tracer pour compléter l'ouverture trachéale. Cet inconvénient est du reste assez rare.

Dans toutes les trachéotomies que nous avons faites par le

procédé de M. de Saint-Germain, sauf dans un cas, dans toutes celles que nous avons vu faire à M. de Saint-Germain lui-même, nous avons entendu le sifflement caractéristique de l'air au moment même où le bistouri piquait la trachée, et c'était là pour nous une indication précise de ne pas aller plus profondément ; après avoir ainsi piqué la trachée, nous faisions l'incision trachéale par un mouvement de scie, et nous remarquions qu'à mesure que l'ouverture de la trachée devenait plus grande, le timbre du sifflet se modifiait et du son aigu passait au son grave. Une seule fois, disons-nous, ce signe précieux nous a manqué ; une fausse membrane rendue aussitôt après l'opération, l'avait empêché de se produire.

La trachée est ouverte ; vous confiez le bistouri à un aïde, et vous saisissez le dilatateur que vous avez prudemment serré, ne l'oubliez pas, dans la poche droite de votre gilet.

Pour introduire le dilatateur, il faut le saisir par le milieu, de façon à n'exercer aucune pression sur les branches, et le diriger en se guidant sur le doigt indicateur gauche, placé à la limite supérieure de la plaie.

Cela fait, on lui fait subir un changement de direction qui coïncide avec un changement d'attitude du malade, c'est-à-dire que le malade est relevé sur son lit, et le corps du dilatateur tenu perpendiculairement à la plaie qu'on vient de pratiquer, et introduit aussi profondément que possible. Cela fait, vous pouvez prendre votre temps et laisser respirer votre malade.

— C'est là une manière de faire que M. de Saint-Germain a abandonnée aujourd'hui ; dans un cas, il eut une hémorrhagie assez forte pour avoir agi comme il le conseillait. Il a reconnu depuis que rien ne peut remplacer l'introduction rapide de la canule ; elle arrête l'hémorrhagie et facilite tout autant la respiration.

La trachéotomie est faite, et il n'y a plus, pour la parachever, qu'à introduire la canule. Il est indispensable pour ce dernier temps de ne pas se presser, faute dans laquelle on tombe toujours. De là, des accidents fâcheux, tels que la difficulté d'introduction, le décollement de la trachée et surtout l'application de la canule en dehors de l'arbre respiratoire.

Faisons justice du procédé qui consiste à se passer de dilatateur et à introduire la canule sur le doigt index de la main gauche, à la façon d'un bouton dans une boutonnière. Ce moyen, préconisé par quelques médecins habiles, exige une grande habitude de ce tour de main, et encore suis-je convaincu qu'il est susceptible d'échouer souvent. Aussi, le condamné-je d'une manière absolue. Je proscris également, pour les cas ordinaires, le procédé de Guersant, qui consiste à introduire la sonde dans la trachée, ce qui n'est pas toujours aussi facile qu'on pourrait le croire; à moins de pousser l'algalie jusqu'à la bifurcation de la trachée, on s'expose, en se guidant sur un conducteur, dévoyé lui-même, à placer la canule à côté. On a de plus, pendant tous ces tâtonnements, la canule obturée par la sonde, et des accidents mortels arrivent vite en pareils cas.

Introduction de la canule. A l'Enfant-Jésus, on se sert exclusivement du dilatateur à deux branches. Le dilatateur étant tenu perpendiculairement à la trachée, l'opérateur baisse la main droite, de manière à donner aux branches une légère inclinaison, qui doit varier avec la courbure du dilatateur. Il faut que toujours la portion du dilatateur introduite dans la plaie fasse, avec l'axe de la trachée, un angle de 60 à 70° à sinus supérieur. De cette façon, la partie la plus dilatée de la trachée correspond directement à la plaie, ce qui facilite singulièrement l'introduction de la canule et le retrait du dilatateur. La canule, toute garnie de rubans de fil et de taffetas ciré, est présentée par l'opérateur couchée horizontalement sur les branches du dilatateur, de façon que l'orifice inférieur soit dirigé directement en arrière.

Cette canule est ainsi poussée horizontalement, jusqu'à ce qu'elle rencontre un obstacle qui est la paroi postérieure de la trachée. Alors, par un véritable tour de maître, l'orifice inférieur est porté en bas, et la canule glisse naturellement dans la trachée. Au lieu d'introduire la canule de cette façon-là, il est préférable, dit M. Labric, de la présenter de côté, la courbure de l'instrument regardant l'opérateur. En agissant de la sorte et en enfonçant la canule jusqu'à ce que vous veniez à buter contre la trachée, vous avez bien plus de chance d'introduire l'instrument dans l'arbre aérien, car vous aurez évité le mouvement de demi-cercle que tend forcément à faire dans le premier cas votre canule, mouvement par lequel son extrémité inférieure a de la tendance à se porter en avant du conduit trachéal, quand vous faites votre demi-tour de maître. L'expulsion d'air, de fausses membranes, de sang par l'orifice externe de la canule, vous avertira que vous êtes bien dans la trachée. Retirez alors votre dilatateur ; si vous vous êtes servi du dilatateur à deux branches, introduit comme nous l'avons vu, vous n'éprouverez aucune difficulté.

Aussitôt la canule en place et le dilatateur retiré, vous appuyez le pouce et l'index droits sur le pavillon de la canule, et vous faites passer le ruban de fil à l'aide qui était chargé de la contention de la tête. Il fait une rosette assez serrée pour que la canule ne puisse s'échapper. Ne vous inquiétez pas trop du filet de sang qui s'échappe au-dessus de la canule ; épongez de temps à autre. Je vous conseille, lorsqu'il continue à sourdre, d'interposer entre la plaie et le pavillon de la canule, une lamelle d'amadou qui arrête le plus souvent l'hémorrhagie. Si elle persiste, ce qui tient presque toujours à l'insuffisance de la respiration, enlevez votre canule, et remplacez-la par une autre d'un diamètre plus considérable ; elle aura le double avantage de comprimer légèrement les bords de la plaie et de permettre l'entrée plus abondante d'air. Si, malgré cette précaution, la respiration s'établit mal, excitez directement la face interne de la trachée afin de provoquer la toux.

Une mousseline claire, en forme de cravate, est mise au-devant de la canule ; elle sera moins utile si l'on maintient dans la chambre du malade une température constante et un air saturé de vapeur d'eau au moyen d'un vase rempli d'eau bouillante.

DES AVANTAGES ET DES INCONVÉNIENTS DU PROCÉDÉ EN UN TEMPS.

La crico-trachéotomie chez l'enfant a plusieurs avantages : la trachée est superficielle ; l'isthme du corps thyroïde a des dimensions si petites, qu'on le coupe là sans le savoir, et dans les cas rares où cet organe a pris un développement plus grand, il donne à l'incision beaucoup moins de sang que le plexus veineux thyroïdien situé plus bas. La trachée est moins mobile au point où l'on opère, et l'introduction de la canule est bien plus facile en raison même du peu de profondeur de l'arbre aérien.

Trousseau lance ses foudres contre tous les procédés rapides. Beaucoup de praticiens veulent ouvrir, dit-il, l'espace crico-thyroïdien, couper le cartilage cricoïde ou les deux premiers anneaux de la trachée. Il suffit d'un instant de réflexion pour comprendre qu'en agissant ainsi on pénètre nécessairement dans le larynx lui-même, et que si, comme il arrive assez souvent, la canule demeure plusieurs semaines dans la plaie, il se produira une nécrose partielle du cartilage cricoïde et même du cartilage thyroïde, ce qui peut devenir la source des accidents ultérieurs les plus graves, outre qu'il peut en résulter une altération irrémédiable de la voix.

— Nous n'avons jamais vu de pareils accidents se produire ; M. de Saint-Germain, dans sa longue pratique, n'en a signalé aucun. — D'autre part, dit encore Trousseau, il y a danger à immobiliser le larynx, car, en contrariant des mouvements qui sont liés à l'exercice d'une fonction déjà très-menacée, vous risquez d'accélérer l'asphyxie et la mort.

Nous n'avons pas encore vu cet accident se produire ; du reste en s'y prenant comme le conseille fort bien M. de Saint-Germain pour immobiliser le larynx, on comprend facilement qu'une telle manière de faire ne gêne en rien la respiration. Quand les diverses couches superficielles de tissus qui recouvrent la trachée, fortement congestionnés pendant le croup, ont augmenté d'épaisseur, le chirurgien ne peut-il pas méconnaître la profondeur de cet organe, et trompé sur les dimensions et la résistance des parties qui l'en séparent, n'est-il pas exposé pendant l'opération, à s'arrêter en deçà ou à aller au-delà, et ne peut-il pas en être ainsi, soit que l'accident arrive au moment de la ponction si l'instrument mal contenu cède trop vite à l'impulsion, soit qu'il se produise au moment de l'incision trachéale.

Ces reproches peuvent aussi bien s'adresser au procédé ordinaire où le sang qui inonde la plaie et la mobilité de la trachée plus profonde, ne permettent pas de diriger l'instrument avec plus de sûreté. Mais il suffit de répondre que le point où l'on opère est le plus superficiel, le plus mince, le plus facile à atteindre de la trachée, que pour y arriver on n'a à traverser que la peau, le fascia, l'aponévrose cervicale. « Quand même, disait Velpeau, la pointe du bistouri toucherait la paroi postérieure, il n'en résulterait probablement pas beaucoup de danger. »

Jamais nous n'avons vu la paroi postérieure de la trachée traversée par ce procédé, tandis que nous avons vu quelquefois cet accident se produire par les autres méthodes d'opération. Et cela se comprend: quand vous avez fait une première, une seconde incision, et que vous n'avez pas encore trouvé votre trachée, quand le sang coule de toutes parts et inonde votre plaie, vous n'êtes pas de sang-froid et vous êtes bien plus exposé à cette sorte d'accident, d'autant plus que la trachée peut vous glisser entre les doigts et ne se présenter à votre instrument que par sa partie latérale. Dans le procédé en un temps, au contraire, vous pénétrez tout doucement et vous vous arrêtez dès que vous entendez le sifflement que nous avons indiqué.

On a encore dit que la trachée pouvait fuir sous la pression du couteau et par conséquent faciliter les incisions latérales. Nous n'avons pas vu qu'elles fussent plus fréquentes dans ce cas.

On a fait à mon procédé, dit M. de Saint-Germain, deux objections capitales : 1° l'hémorrhagie possible due à la lésion des artères crico-thyroïdiennes ; 2° la possibilité d'aller labourer la paroi postérieure de la trachée, voire même de pénétrer dans l'œsophage. — Bien que, ajoute-t-il, je n'aie signalé aucun accident de ce genre, je n'en constate pas moins que la double crainte dont je viens de parler est susceptible d'exercer une grande influence sur la non-propagation de la trachéotomie telle que je la pratique.

— Nous avons été amené à suivre l'exemple de M. de Saint-Germain, après deux ou trois insuccès par le procédé classique, à l'hôpital des Enfants-Malades (procédé mixte, tenant le milieu entre ceux de Trousseau et de Bourdillat). Nous avions vu opérer plusieurs fois M. de Saint-Germain dans le service de notre maître, et nous avions été séduit par la manière brillante dont il exécutait son procédé, par la rapidité de l'opération, par la petite quantité de sang versé.

Nos premiers essais répondirent à nos espérances. Engagé dans cette voie, nous y avons persévéré jusqu'à la fin. Certainement toutes nos opérations n'ont pas été parfaites, mais ce que nous pouvons dire, c'est que lors même que nous avons été forcé de nous y reprendre à deux fois pour ouvrir la trachée, nous n'avons été nullement incommodé pour la suite de l'opération. Ce que nous pouvons dire encore c'est que très-certainement l'hémorrhagie est moins fréquente et moins abondante quand elle existe, dans ce procédé que dans tout autre. Nous ne sommes pas le seul à nous féliciter d'avoir snivi l'exemple de M. de Saint-Germain.

M. Labric a fait cette année un heureux essai de la méthode. M. Degrusse, médecin du collége de Vanves, ancien interne des hôpitaux, a pratiqué quatre fois la trachéotomie par ce procédé, et nous a dit en avoir été très-satisfait. Plusieurs de nos collègues des années précédentes, à l'hôpital des Enfants-Malades, ont également pratiqué la trachéotomie en un temps, et s'en sont bien trouvés. Mon excellent collègue et ami, Moutard-Martin l'a faite plusieurs fois de cette manière l'année dernière et d'une façon très-brillante.

Le tout est d'oser, et l'audace n'est pas bien grande quand on sait que la trachée ne peut pas vous échapper quand on la tient de la manière que nous avons indiquée, étant donnée la région où l'on opère, région superficielle par excellence et dépourvue de vaisseaux importants.

CHAPITRE VIII

SOINS CONSÉCUTIFS A L'OPÉRATION.

Soins consécutifs. — Votre opération est terminée, la canule est en place, entourée de la cravate de mousseline, l'enfant respire librement. Rappelez (1) que tout n'est pas fini, que les chances restent douteuses, qu'il vous faut au moins trois fois vingt-quatre heures accomplies pour promettre

(1) De Saint-Germain, *loc. cit.*

quelque chose. La conduite à tenir auprès du petit opéré est la suivante :

1° Faire que la canule interne ne s'engoue pas ;

2° Obvier, autant que possible, aux accès de suffocation qui pourront survenir.

Pour atteindre ces deux buts, il est nécessaire d'enlever toutes les deux heures la canule interne, de l'écouvillonner avec soin, soit avec une plume d'oie, soit avec une petite brosse spéciale.

M. Roger conseille de provoquer de temps à autre une toux expulsive, en instillant de temps en temps quelques gouttes d'eau de chaux dans la trachée.

C'est un précepte capital que le cou soit constamment entouré d'une cravate, de telle sorte que le malade expire dans ce tissu épais et inspire de l'air imprégné de la vapeur d'eau chaude que vient de fournir l'expiration. On évite ainsi le dessèchement de la cavité de la canule et celui de la trachée ; on évite l'irritation de la membrane muqueuse et la formation de croûtes coriaces analogues à celles qui se forment dans les fosses nasales des individus atteints de coryza, croûtes qui, se détachant par tubes complets ou par fragments de tubes, causent des accès de suffocation terribles.

Cette méthode d'entourer le cou d'une cravate avait été indiquée par les anciens. Toutefois le but qu'ils se proposaient d'atteindre était d'empêcher l'entrée dans la canule des poussières qui pouvaient voltiger dans l'air. Comme le faisait observer G. Martins, c'était là une crainte chimérique. Mais, indépendamment de cette précaution inutile au point de vue où ils se plaçaient, les anciens recommandaient aussi de tenir chaude l'atmosphère de la chambre du malade; car l'air froid, disaient-ils, pouvait être nuisible, tandis que celui qui arrive aux poumons par les voies ordinaires de la respiration se réchauffe dans son passage à travers la bouche et les ca-

vités nasales. Garengeot recommandait de placer du coton
au devant de la canule pour modifier l'air qui entre dans la
trachée, ou mieux encore de mettre sur l'orifice de cette canule, soit un plumasseau de charpie fort léger, soit un linge
dont le tissu fût un peu lâche. Martin avait imaginé de recourir à l'emploi des canules à orifice extérieur garni d'un oper-
cule mobile. Dans le même but, Nélaton et Gerdy ont eu recours à l'application d'une lame d'éponge fine placée sur la
plaie. De notre temps, on a proposé de dégager dans les ap-
partements de la vapeur d'eau ; mais on comprend que ce
moyen ne saurait suppléer au moyen plus simple et plus
commode de la cravate (1).

On ne cautérise plus aujourd'hui les bords de la plaie. C'est
une pratique complètement abandonnée.

Un fait remarquable, c'est qu'une fois la trachéotomie pratiquée, on n'a plus à se préoccuper des manifestations diph-
thériques pharyngiennes ou laryngées qui, auparavant, de-
mandaient à être si vigoureusement combattues ; elles gué-
rissent d'elles-mêmes.

Combien de fois, même après l'opération la mieux exécutée,
ne voit-on pas la respiration se faire d'un manière incomplète, entravée qu'elle est, soit par la persistance opiniâtre
de pseudo-membranes encore contenues dans la trachée ou
dans les bronches, soit par du sang coagulé qui a pénétré
dans le conduit pendant l'opération. Il y a deux manières
d'expulser ces produits : titiller l'éperon bronchique avec une
baleine terminée par une éponge, ou l'inspiration trachéale
directe (2).

L'accès de suffocation peut encore tenir à une fausse membrane située à l'extrémité de la canule, à moitié détachée,
faisant soupape et empêchant l'accès de l'air. Sollicitez, dans

(1) Trousseau, *Cliniques.*
(2) Chassaignac. *Traité des opérations chirurgicales*, 1862.

ces cas, un effort de toux plus violent par la titillation directe de la trachée ; si vous n'avez rien obtenu, allez chercher dans la trachée, avec la pince à fausses membranes, l'obstacle en question.

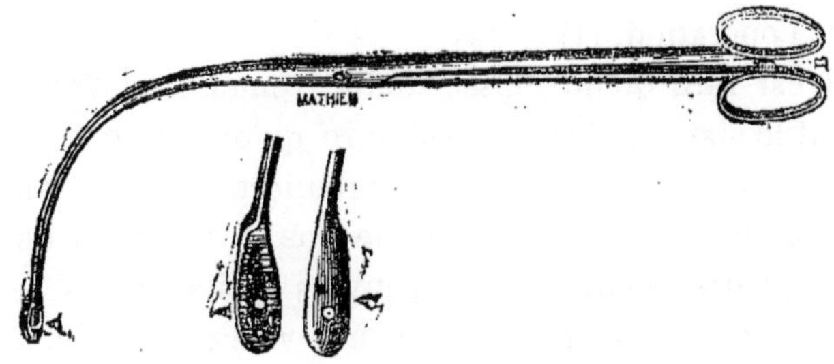

Fig. 10. — Pince ordinaire à fausses membranes.

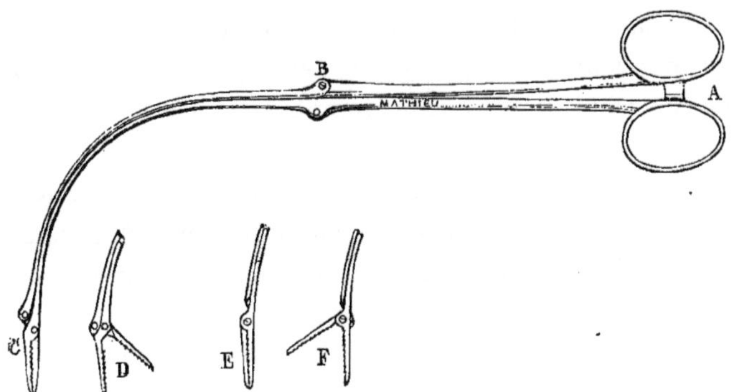

Fig. 11. — Pince de Mathieu.

Vingt-quatre heures se sont écoulées, et ce ne sont pas les plus pénibles ; en effet, même dans les plus mauvais cas, on observe ordinairement, pendant la journée qui suit l'opération, une rémission notable. Vous devez retirer complètement la double canule et laisser, si faire se peut, le malade livré à lui-même pendant quelques minutes. Cette pratique a le double avantage de faire reposer quelque peu la plaie et de faciliter l'expulsion de fausses membranes ou de grosses mucosités dès qu'on aura replacé la canule.

Recommandation capitale : ayez toujours à votre portée une canule garnie de même calibre et un dilatateur. N'oubliez pas non plus de replacer autant que possible pour ce premier retrait de canule, l'enfant dans la situation où il était pour l'opération. (1)

Il est rare qu'on puisse définitivement enlever la canule avant le sixième jour; il est rare qu'on doive la laisser au delà de dix jours; à la fin de la première semaine, on l'enlèvera donc, en ayant soin de ne pas effrayer et de ne pas faire pleurer l'enfant. Les pauvres petits opérés se sont si bien accoutumés à respirer par une voie artificielle, que lorsqu'on ferme cette voie pour faciliter le passage de l'air à travers le larynx, ils sont pris d'un accès d'épouvante qui s'exprime par de l'agitation, des cris, et provoque l'accélération des mouvements respiratoires, Le larynx est encore un peu obstrué, soit par des fausses membranes peu adhérentes, soit par du mucus, soit par le fait d'une légère tuméfaction de la membrane; de plus les muscles laryngés ont perdu peut-être l'habitude de se contracter harmoniquement pour les besoins de la respiration ; il en résulte une gêne souvent fort grande. Cette gêne se dissipe assez bien, dans le plus grand nombre des cas, si l'on parvient à tranquilliser le petit malade, et c'est là un rôle qui appartient plutôt à la mère qu'au médecin. (2).

Réintroduisez la canule si la respiration se fait mal ; pour peu que vous ayez des difficultés, n'hésitez pas à introduire aussitôt votre dilatateur et votre canule ensuite.

Surveillez la cicatrisation de la plaie, n'employez ni taffetas, ni diachylon, et ne cherchez pas à obtenir une cicatrisation

(1) De Saint-Germain, *loc. cit.*

(2) Trousseau, *loc. cit.*

trop rapide ; cela est au moins inutile et parfois nuisible. Bornez-vous à réprimer de temps à autre avec le nitrate d'argent les bourgeons trop exubérants, et vous serez frappé de la rapidité avec laquelle marche ce travail de réparation.

Difficulté de retirer définitivement la canule. Il est des cas dans lesquels le larynx restera complètement fermé pendant quinze, vingt, quarante jours et plus encore. Les causes en sont : l'influence nerveuse, l'imagination du malade, les bourgeons charnus developpés au niveau de la plaie trachéale et nécessitant une compression constante à l'aide d'un corps étranger. Les muscles du larynx se déshabituant de leurs fonctions, les malades se trouvent à peu près dans la position d'un sujet qui aurait une paralysie des deux cordes vocales, et par conséquent ils étouffent. Ce qui donne un certain poids à cette explication, c'est que cet état se produit d'autant plus fréquemment que l'obstruction du larynx par les fausses membranes a été plus longue.

Une autre cause est la paralysie diphthéritique du larynx. M. Potain (1) dit avoir guéri après une seule faradisation un enfant chez lequel il avait été impossible de retirer auparavant la canule sans imminence d'asphyxie. — Nous avons vu plusieurs fois la même pratique suivie du même succès. —

Enfin il résulte d'une observation du professeur agrégé Bœckel, que la trachéotomie peut être quelquefois suivie d'une bronchite à forme spasmodique, ressemblant à la coqueluche, et qui amène des accès de suffocation menaçants quand on cherche à fermer la plaie trachéale (2). Nous avons vu un cas à peu près analogue.

Dans ces cas il faut attendre, mettre son malade en bon air, boucher de temps en temps, à son insu, pendant le sommeil, l'orifice antérieur de la canule, pour essayer si la per-

(1) *Gazette des Hôpitaux*, 2 juillet 1867.
(2) Bœckel, Thèse de Strasbourg, *loc. cit.*

méabilité laryngée est rétablie. Il ne faut pas diminuer progressivement le volume et par conséquent la prise d'air des canules, car les malades peuvent ainsi s'étioler par une asphyxie lente; puis il faut agrandir la plaie avec un bistouri boutonné si vous voulez mettre une canule plus grosse.

Les canules avec un orifice sur leur convexité, sont sans utilité; inventées dans le but d'essayer la perméabilité de la glotte, en général elles ne donnent pas de bons résultats, peut-être parce qu'il se produit dans ces circonstances un double courant d'air, dont le conflit est un excitant pour la muqueuse aérienne et une cause de trouble et d'erreur pour les muscles de la glotte.

Dans ces cas, la canule à soupape de M. Broca, dont nous avons parlé, nous semble appelée à rendre des services. Enfin, il y a des cas rares où il est à jamais impossible de retirer la canule.

Accidents et complications immédiats.

Parmi les accidents et les complications de la trachéotomie, les uns sont locaux, les autres se montrent à distance; les uns sont primitifs, immédiats, les autres apparaissent consécutivement.

a. Hémorrhagie. — Elle peut être produite par l'ouverture des veines superficielles; on l'évite en faisant d'abord lentement la première incision, en écartant avec les crochets mousses celles qui se présentent et surtout en cessant de se servir du bistouri dès qu'on sera arrivé au point où elles se rencontrent. On se trouvera très-bien de les écarter avec une sonde cannelée mousse. Lorsqu'on arrivera plus profondément, il faudra introduire le doigt qui permettra d'écarter le tissu cellulaire qui est au devant de la trachée (1) .

(1) Guersaut, *loc. cit.*

L'hémorrhagie artérielle est quelquefois la suite d'une mauvaise manœuvre ; le plus souvent elle est due à la lésion d'une artère anormale.

L'hémorrhagie en général est d'autant plus grave qu'on s'étendra plus bas. La laryngotomie y expose moins que la trachéotomie.

Si l'on a ouvert quelques vaisseaux artériels dont le sang jaillit par saccades, il faut les lier ; pour les veines, la ligature n'est pas nécessaire, mais on doit se hâter d'ouvrir la trachée, et le sang veineux cesse de couler.

Un autre accident de l'hémorrhagie consiste dans la pénétration du sang dans la trachée. L'asphyxie peut en être la conséquence. Il faut alors introduire dans la trachée une sonde de gomme élastique et aspirer le sang avec la bouche ou mieux avec une seringue appliquée à l'extrémité de la sonde.

On peut encore, dans ces cas, imiter la conduite de Roux ou de Virgili, chirurgien de Cadix, qui prolongea l'incision déjà pratiquée jusqu'au sixième anneau, fit incliner la tête du malade en bas et livra ainsi passage au sang épanché.

La mort subite par pénétration du sang dans les bronches est très-rare, surtout si l'on opère rapidement, car il est d'observation que l'hémorrhagie cesse dès que la canule est en place. La succion, dans ce cas, n'est d'aucun effet utile ; il vaut mieux titiller la surface interne de la trachée à l'aide d'une barbe de plume. Cet attouchement détermine, en effet, une toux expultrice qui ne tarde pas à chasser le sang épanché. Si l'hémorrhagie continue après que la respiration s'est établie, on place sous le pavillon de la canule une ou plusieurs rondelles d'amadou.

b. Asphyxie. — J'ai vu plusieurs fois, dit Trousseau, l'asphyxie arriver et la respiration cesser pendant l'opération ; le malade était dans un état de mort apparente. Je terminais

le plus vite possible la trachéotomie, j'introduisais là canule ;
puis, faisant placer le malade de côté s'il s'écoulait du sang
dans la trachée, et sur le dos dans le cas contraire, je faisais
sur le ventre et sur la poitrine des pressions alternatives qui
chassaient l'air de la poitrine et l'y appelaient de nouveau ;
tous mes malades sont revenus à la vie.

L'asphyxie peut être déterminée par la position du sujet,
par l'immobilisation de la trachée, ou bien encore par l'entrée du sang dans le tube aérien lorsque le malade n'a pas
assez de force pour l'expulser par des secousses de toux.

c La *syncope* est un accident beaucoup plus commun. Elle se
manifeste ordinairement après l'opération, au moment, où la
respiration devenant libre, la congestion cérébrale cesse subi-
tement ; je l'ai vue durer une fois près d'une heure, dit
Trousseau ; jamais elle n'a été mortelle. Le seul remède hé-
roïque est l'arrivée rapide et abondante d'air dans les poumons, où il arrive assez souvent que, malgré l'ouverture de
la trachée, la respiration ne s'établit pas. Faites alors des
mouvements de respiration artificielle ; excitez la peau par la
flagellation du thorax et du visage au moyen de compresses
mouillées, et la trachée avec les barbes d'une grosse plume.
La mort apparente est plus souvent due à l'asphyxie qu'à la
syncope. (Jules Simon.)

*d. Obstruction de la trachée par des fausses membranes ou
des caillots.* Agir dans ces cas comme pour l'asphyxie et la
syncope.

Exciter le retour des mouvements respiratoires par tous
les moyens possibles.

e. Réaction. Elle s'établit peu de temps après l'opération ;
elle est généralement peu intense ; elle l'est d'autant plus
qu'on a différé davantage l'opération ; elle peut devenir mortelle chez les enfants très-affaiblis. C'est elle qui tue quel-

quefois en 24 heures (face rouge, corps couvert de sueurs, pulsations nombreuses, quelques courtes convulsions) (I).

f. Emphysème. Il est le plus souvent consécutif ; en général peu fréquent, il est dû d'ordinaire à des fautes opératoires : le plus ordinairement au décollement de la trachée à la suite de tentatives infructueuses pour introduire la canule, à des incisions vicieuses de la trachée (latérale, double, trop longue).

g. Pénétration de l'air dans les veines. Il n'y en a que trois cas dans la science : l'un appartient à Robert, l'autre à Heyfelder d'Erlangen et le troisième à Béraud. La mort a été la conséquence de ce funeste accident : il est survenu chez des malades dont les veines avaient les parois épaissies et étaient pathologiquement dilatées par la présence de tumeurs anciennes du cou. (S. Duplay.)

Les *ulcérations de la trachée*, après la trachéotomie, ont été signalées pour la première fois et étudiées par M. Roger (2). Il résulte de ses recherches que le conduit trachéal s'ulcère fréquemment au contact de la canule, et que la lésion ainsi produite varie en profondeur, depuis la simple érosion jusqu'à la perforation complète de la paroi. M. Roger a constaté le plus souvent l'ulcération sur la paroi antérieure de la trachèe, auquel cas elle était déterminée par le frottement du bord inférieur de la canule, et assez rarement sur la paroi postérieure (elle résultait alors du contact de la courbure de cet instrument). Elles ont l'étendue d'une pièce de cinquante centimes environ. Elles sont évidemment le résultat d'un frottement trop énergique. Un mauvais état général, l'intoxi-

(1) Axenfeld, Thèse de Paris, 1853. *Des principaux accidents que l'on observe après la trachéotomie chez les enfants atteints du croup.*

(2) H. Roger. *Des ulcérations de la trachée-artère produites par le séjour de la canule après la trachéotomie,* dans *Archives générales de médecine,* 1859.

cation diphthéritique, des inflammations des voies respiratoires favorisent leur apparition. Leur diagnostic est difficile ; mais on peut souvent les reconnaître aux signes suivants : tuméfaction érythémateuse du cou et des parties molles, aspect gangréneux de la plaie, crachats fétides, expectoration sanguinolente, aspect noirâtre du col de la canule, et douleur fixe au niveau de la région cervicale antérieure.

Pour obvier à cet inconvénient, M. Roger a proposé d'abord d'adopter la courbure dont nous avons parlé et ensuite de rendre le corps de la canule *mobile* sur son pavillon, de telle sorte que, dans tous les mouvements de la trachée, le corps de la canule se meut avec ce conduit, sans frotter sur la paroi au contact de laquelle il se trouve, et frotte au contraire sur le pavillon auquel il est articulé lâchement. Ainsi le pavillon de la canule est solidement fixé au cou, et le corps de l'instrument qui se trouve en rapport avec la plaie et l'intérieur du conduit aérien se meut sur le pavillon.

Depuis le travail de M. Roger, on ne se sert plus, à l'hôpital des Enfants, que de canules mobiles, et les ulcérations sont, depuis lors aussi, devenues et plus rares et moindres quand elles se forment.

« Il est un accident assez grave que j'ai signalé depuis longtemps à l'attention des praticiens, et sur lequel M. Archambault a plus spécialement insisté ; je veux parler de la *difficulté d'avaler*. Cette difficulté consiste dans le passage des boissons à travers la glotte ; il en résulte une toux violente, convulsive, chaque fois que l'enfant essaie de boire, et les liquides qui pénètrent dans la trachée et les bronches jaillissent en abondance par l'ouverture de la canule. Le meilleur moyen d'y remédier est d'interdire les aliments liquides. Je donne aux enfants de la soupe très-épaisse, du vermicelle au lait ou au bouillon, des œufs durs, etc., et j'interdis toute boisson. Que si la soif est trop ardente, je donne de l'eau pure, froide, et j'ai soin de la donner longtemps après le repas ou immédiatement avant, afin d'éviter les vomissements. Cet accident n'arrive guère que le troisième ou le quatrième jour après l'opération; il dure rarement plus tard que le dixième jour; toutefois je l'ai vu persister beaucoup plus longtemps.

Il semblerait que la voie du larynx, qui est si bien ouverte pour recevoir les boissons et les aliments liquides, devrait l'être suffisamment aussi pour permettre le passage de l'air nécessaire aux besoins de la respiration; il n'en est pas ainsi. En relevant la canule, on s'aperçoit que l'ouverture du larynx est encore insuffisante.

Il est assez difficile de se rendre compte de la cause de cet accident. M. Archambault croit que l'enfant qui a respiré par une canule pendant quelques jours perd l'habitude de faire mouvoir harmoniquement les muscles qui servent à l'occlusion du larynx, et ceux qui poussent le bol alimentaire dans l'œsophage; il dit s'être bien trouvé d'une pratique assez ingénieuse qui consiste à fermer momentanément la canule avec le doigt au moment où l'on fait avaler quelque chose; ainsi, l'enfant est obligé de faire œuvre de son larynx, et l'harmonie normale se rétablit. Ce petit stratagème réussit en effet assez bien dans quelques cas, mais le plus souvent il échoue complètement; et ce que j'ai dit plus haut en fait assez comprendre la raison, puisque, lors même que, la canule étant enlevée, la plaie est complètement fermée, la difficulté de la déglutition continue, quoique la respiration laryngée soit parfaitement libre et régulière; cela dépend probablement alors de ce que les muscles de ces parties ont été affectés de paralysie diphthéritique (1).

(1) Trousseau *loc. cit.*

Statistique des opérations de trachéotomie faites par M. de Saint-Germain de 1873 à 1876.

Depuis 1873, M. de Saint-Germain a pratiqué 75 trachéotomies, tant en ville qu'à l'hôpital. Sur ces 75 cas, il compte
23 guérisons et 52 morts, ce qui fait un peu moins de 1 sur 3.
Voici, du reste, le détail par années, les cas de ville séparés
de ceux de l'hôpital.

Année 1873, 10 opérations	6 en ville	4 guéris. 2 morts.
	4 à l'hôpital	4 morts.
Année 1874, 21 opérations	12 en ville	5 guéris. 7 morts.
	9 à l'hôpital	2 guéris. 7 morts.
Année 1875, 18 opérations	7 en ville	2 guéris. 5 morts.
	11 à l'hôpital	3 guéris. 8 morts.
Année 1876, 26 opérations	15 en ville	3 guéris. 12 morts.
	11 à l'hôpital	4 guéris. 7 morts.

On voit, par ce tableau, que les deux premières années
les guérisons sont bien plus nombreuses en ville; c'est le
contraire pour 1876. Constatons le fait, sans y attacher trop
d'importance, car plus d'un élément nous fait défaut pour
juger sainement sur de simples chiffres.

*Statistique des opérations de trachéotomie pratiquées à la
salle Saint-Jean (service de M. le Dr Labric) pendant
l'année 1876.*

Au 18 novembre, 50 trachéotomies ont été faites, sur lesquelles on compte 40 morts, 9 guérisons et un malade encore
dans la salle.

Voici le tableau mensuel des opérations :

Janvier,   8 trachéotomies | 8 morts.

Février,   3   »   { 2 guérisons.
                            { 1 mort.

Mars,   4   » | 4 morts.

Avril,   8   »   { 1 guérison.
                            { 7 morts.

Mai,   4   » | 4 morts.

Juin,   2   » | 2 morts.

Juillet,   4   »   { 1 guérison.
                            { 3 morts,

Août,   3   »   { 1 guérison.
                            { 2 morts.

Septembre 1   » | 1 mort.

Octobre,   8   »   { 4 guérisons.
                            { 4 morts.

Novembre 5   »   { 1 dans les salles en voie de guérison.
                        { 4 morts.

La proportion des résultats heureux est de 1 sur 5.

Nous avons pratiqué nous-même vingt-cinq fois la trachéotomie ; six fois l'opération a été suivie de guérison ; nous comptons 19 insuccès. La proportion est un peu moins de 1 sur 4.

Etudions ces vingt-cinq cas au point de vue du manuel opératoire et des accidents qui sont survenus. 20 fois nous avons essayé le procédé en un temps ; nous l'avons complètement réussi dans 12 cas ; les 8 autres fois nous avons été obligé, soit de donner un second coup de bistouri pour arriver jusqu'à la trachée et l'ouvrir (dans 5 cas), soit d'agrandir avec le bistouri boutonné la plaie trop étroite de la première incision (3 cas) ; mais nous n'avons jamais été embarrassé pour terminer l'opération.

Dans les cinq autres opérations, nous avons suivi le procédé recommandé par M. Bourdillat ; nous avons ouvert la trachée sur notre doigt au second coup de bistouri ; pas d'hémorrhagie dans ces 5 cas.

M. de Saint-Germain a pratiqué 11 fois la trachéotomie cette année à l'hôpital. Relevons les principaux accidents immédiats et consécutifs qui sont survenus dans ces 36 opérations (11 faites par M. de Saint-Germain, 25 par nous).

Hémorrhagie. — Deux fois elle a été mortelle ; quatre fois hémorrhagie légère par la canule ; trois fois, hémorrhagie assez forte, arrêtée par l'introduction de la canule ; *gangrène* de la plaie dans 2 cas, *diphtérie* de la plaie dans 3 cas.

OBSERVATION I (due à l'obligeance de mon collègue et ami Parinaud).
Angine couenneuse, croup, trachéotomie, mort le troisième jour.

Eugénie D..., 7 ans 1/2, entrée le 13 février 1876, salle Sainte-Catherine, lit n° 26. Angine couenneuse depuis le 10 du mois, pour laquelle on l'a fait vomir ; voix éteinte et toux croupale depuis la veille ; gêne extrême de la respiration. On l'amène à l'hôpital presque insensible, sans accès de suffocation antérieur. La gêne respiratoire augmente dans la journée. Je suis appelé et je pratique la trachéotomie ; je pénètre dans la trachée au second coup de bistouri ; le reste de l'opération se fait sans difficulté ; presque pas de sang ; quelques instants après, l'enfant rend par la toux une longue fausse membrane.

14. La malade semble très-soulagée ; bonne résonnance du thorax, pas de râles, pas d'albumine dans les urines. Le soir on constate de la fièvre : P. 156, T. 40,4.

Même température le lendemain ; la respiration s'embarrasse ; mort dans la soirée.

Autopsie. Une exsudation épaisse, grise, se continue assez loin dans les bronches ; la plèvre présente un grand nombre de pétéchies, dont l'une a 1 centimètre 1ȷ2 de diamètre ; les poumons sont rouges, non hépatisés, ni atélectasiques, mais ils renferment un assez grand nombre de petits noyaux noirâtres d'apoplexie pulmonaire.

OBS. II (personnelle). Croup d'emblée, trachéotomie, par M. de Saint-Germain ;
guérison.

Jean L..., 4 ans, entre à la salle Saint-Jean, lit n° 7, le 24 février 1876. Soigné chez lui depuis douze jours comme angineux ; vomitifs.

25. Tirage considérable depuis son arrivée (le 24 à onze heures du soir) ; pas de fausses membranes dans la gorge, ni de ganglions sous-maxillaires ; rien dans les poumons. M. de Saint-Germain opère en un temps ; presque pas de sang ; une fausse membrane est rendue après l'opération.

26. Rien dans les poumons, pas de fausses membranes ; diarrhée légère ; l'enfant vomit ce qu'il prend, après des efforts de toux.

Café noir, 100 gr.; sulfate de quinine, 0,40 ; julep gommeux avec 10 gr. de sirop de morphine.

27. Quatre selles hier ; l'enfant vomit tout ce qu'il prend.

1er mars. Sans canule tout hier jusqu'à six heures.

2. Même temps sans canule ; pas de fausses membranes.

3. Toute la journée d'hier jusqu'à une heure du matin sans canule.

4. Sans canule depuis hier soir cinq heures ; la plaie est belle ; vomissements fréquents. — Groseille, sirop d'écorce d'oranges amères, 30 gr.; potion avec 10 gr. de rhum.

5. Nuit passée sans canule ; râles de bronchite.

6. Sans canule depuis quarante-huit heures ; la plaie cutanée est toujours très-belle.

8. La plaie se referme définitivement ; sans canule depuis le 5.

12. Plaie complètement fermée ; l'enfant quitte l'hôpital le 26 complètement guéri, la voix tout à fait revenue et normale.

Oʙ. III (due à l'obligeance de M. Archambault). Angine couenneuse, croup trachéotomie (procédé en un temps). Mort le huitième jour.

Constant M..., 13 ans 1/2, entre à la salle Saint-Louis, le 2 mars 1876. A Paris depuis quinze jours seulement ; rhume depuis huit jours, inappétence. Toux croupale le 11 ; on le fait vomir, et il rend des fausses membranes ; accès de suffocation dans la nuit ; épistaxis, fausses membranes dans le pharynx.

Cet enfant, très-fort, de belle apparence, n'a jamais été malade. Quand on l'amène, nous constatons un tirage considérable.

Je l'opère. J'enfonce la pointe de mon bistouri sur la ligne médiane, au-dessous du thyroïde, peu à peu, jusqu'à ce que j'entende le sifflement caractéristique de l'ouverture de la trachée ; j'agrandis mon incision par un léger mouvement de scie ; l'introduction du dilatateur et celle de la canule se font très-facilement. Aucun accident ne vient compléter l'opération, qui ne dure certainement pas dix secondes.

Avant l'opération :

T. R. 38.

Pouls 160.

Deux heures après l'opération :

T. R. 38,3.

P. 160.

R. 48.

Auscultation normale : respiration très-pure ; épistaxis. Six heures du soir : T. R. 39 ; P. 144 ; R. 48.

13. Rien dans la poitrine ; pas d'albumine dans les urines.

14. Pas d'albumine ; diphthérie jusqu'à la pointe de la langue. Potion avec perchlorure de fer, 11 gr.; eau, 500.

15. Respiration bonne ; expectoration un peu plus abondante ; fausses membranes un peu plus étendues sous la langue ; elles recouvent la luette. La plaie va bien ; un peu de dureté à son pourtour.

17. Plus de fausses membranes dans la bouche ni dans la gorge ; la canule a été retirée hier une demi-heure.

19. Moins bien ; la température est de 40,2 (matin et soir) ; respiration plus fréquente et rejet de fausses membranes ; râles nombreux, impossibilité de se passer de la canule.

20. Albumine dans l'urine ; T. R. 40,2 ; mort à trois heures.

Autopsie. Plaie cutanée très-courte ; la plaie de la trachée intéresse le cricoïde et quatre anneaux ; ulcérations trachéales produites par la canule.

Poumons. Le lobe inférieur gauche présente des noyaux de broncho-pneumonie ; à la base tout à fait, quelques noyaux tuberculeux passés à l'état crétacé.

Plèvre. Quelques adhérences à droite.

Cœur. Valvules saines.

Obs. IV (due à l'obligeance de mon collègue Parinaud). Angine couenneuse, croup, trachéotomie (procédé en un temps). Mort le treizième jour.

Catherine G..., 6 ans, entre le 18 mars 1876, salle Sainte-Catherine, lit n° 26. Malade le 12 et le 13 ; toux croupale le 16, avec angine et gêne de la respiration, qui s'accentue le samedi, jour où l'on conduit l'enfant à l'hôpital.

Le 18. Gêne de la respiration, pas de suffocations, pas d'anesthésie.

Je pratique la trachéotomie en un temps, sans aucun accident.

19. Encore des fausses membranes dans la gorge, urines albumineuses.

20. Respiration très-paisible, toux peu fréquente, résonnance normale de la poitrine, pas de râles; les ganglions sous-maxiliaires des deux côtés et les tissus voisins sont fortement engorgés ; faible bruit de souffle systolique à la base ; urines toujours très-albumineuses, T. S. 40.

21. Même état, plaie sans complication.

23. La respiration s'embarrasse; diphthérie de la plaie ; l'enfant pouvait parler la veille

24. Comme la plaie reste béante, on retire la canule, on la cautérise avec le salycol et elle devient rosée en deux ou trois jours.

Rien de nouveau les jours suivants ; elle commençait à parler.

Le 30, l'enfant est pâle et un peu bouffie, le pouls est à peine perceptible, les jambes s'infiltrent; l'enfant succombe dans la journée, sans asphyxie.

Autopsie. — Sur le côté gauche, sous le sterno-mastoïdien, petit abcès rempli d'un pus verdâtre, crémeux, homogène ; cœur énorme, dilaté par des caillots qui paraissent récents.

Poumons souples, s'insufflent.

Reins volumineux; substance corticale grisâtre, graisseuse.

Rien dans les autres organes.

Obs. V (due à mon collègue Parinaud). Croup d'emblée, trachéotomie en un temps, mort le 3ᵉ jour.

Jeanne C., 2 ans 1/2, entre le 16 avril 1876, salle Sainte-Catherine, lit n° 25. Malade depuis trois jours, rien à la gorge, a perdu la voix hier, toux croupale, respiration très-gênée et sifflante, accès de suffocation la nuit dernière. La malade à son arrivée est cyanosée, presque complètement insensible. Je pratique immédiatement la trachéotomie. L'enfant a beaucoup d'embonpoint, le cou surtout est très-gros. Je pénètre néanmoins du premier coup dans la trachée et j'agrandis mon incision d'après le procédé que nous avons décrit. L'enfant respire dès ce moment très-facilement; presque pas de sang pendant l'opération. J'introduis le dilatateur, mais la canule ne pénètre pas dans la trachée, et l'enfant asphyxie à ce moment. Je retire l'instrument, je fais recoucher la malade et j'introduis mon doigt indicateur gauche. Je m'aperçois alors que la trachée est très-profonde, j'introduis le dilatateur sur mon doigt; la canule passe encore au devant de la trachée; sa courbure est un peu trop petite pour atteindre une telle profondeur; j'arrive pourtant à la placer après deux nouvelles tentatives.

Pas de rejet de fausses membranes; après l'opération, l'enfant conserve encore un peu de gêne respiratoire, le lendemain un peu de submatité à droite, râles sous-crépitants dans les deux poumons, pouls précipité, 120 pulsations, peu de chaleur à la peau, la malade est anxieuse, expectoration difficile.

Le 18, même état, même gêne respiratoire, râles nombreux dans la poitrine. Mort dans la nuit.

Obs. VI (due à l'obligeance de M. Bouchard, externe du service). Croup d'emblée, trachéotomie en un temps, gangrène de la plaie, dysphagie, électrisation des muscles laryngiens, guérison.

Juliette L., 5 ans 1/2, entre salle Sainte-Geneviève, lit n. 9, le 21 avril 1876. Enfant de belle apparence, malade depuis trois jours; léger tirage la nuit dernière; rien dans la gorge. Elle tire légèrement le soir de son entrée; toux rauque, vomitif (ipéca 0,60), rien dans la poitrine, pas de fièvre.

22. La gêne respiratoire persiste malgré les vomitifs, à 4 heures de l'après-midi, je l'opère (procédé en un temps), pas de sang répandu, rejet de deux fausses membranes après l'opération.

23. La nuit a été mauvaise, beaucoup d'agitation, expulsion abondante de mucosités par la canule. Quelques râles sibilants, ronflants et sous-crépitants à droite.

24. Inflammation autour de la plaie, léger gonflement du cou, œdème de la face, rougeur de la joue gauche.

25. Gonflement de la paroi antérieure du thorax du côté droit.

27. Gangrène de la plaie avec production diphthéritique; l'état général est bon.

29. Léger décollement au pourtour de la plaie, on change la canule après avoir soigneusement cautérisé toutes les parties sphacélées, la mortification se limite par une série de bourgeons charnues.

30. Les râles ont diminué, ils sont moins nombreux et moins gros; expectoration abondante. Pas d'albumine dans les urines.

1er mai, état général de mieux en mieux; pas de fièvre, respiration calme; toute la journée a été passée sans canule; des mucosités abondantes sortent par la plaie large, béante, grisâtre.

3. Toujours sans canule, respiration facile. L'enfant est gaie et mange avec appétit.

4. La plaie a meilleur aspect et se couvre de bourgeons charnus; le larynx n'est pas encore libre; la malade respire uniquement par la plaie; on remet la canule.

5. La canule est enlevée ce matin; en bouchant la plaie, la respiration se fait assez librement par le larynx.

6. L'enfant avait hier au soir l'inspiration sifflante et ne pouvait dormir; on lui a remis la canule et elle a dormi aussitôt. Actuellement elle est sans canule et respire librement; expectoration cette nuit d'une grande quantité de mucosités épaisses. La canule ne noircit plus au niveau de la plaie.

7. La plaie a bel aspect; la malade a sa canule et respire bien, mais elle est beaucoup moins gaie que les jours précédents.

8. Quand elle boit, les liquides sortent par la canule, on la retire et on électrise le larynx (on applique les éponges de l'appareil de chaque côté du larynx).

9. La malade a mieux mangé, elle tousse moins; depuis hier matin elle est sans canule et a très-bien respiré et très-bien dormi. L'ouverture de la plaie a considérablement diminué, les bords se rapprochent, ils ont très-bon aspect et ne sont presque plus douloureux. Les liquides passent encore un peu par la plaie, mais moins qu'hier. La voix est claire, le larynx devient plus libre ; trois séances d'électrisation ont suffi pour arriver à cet heureux résultat.

10. La malade a parlé et s'est amusée toute la journée d'hier et toute la matinée ; la plaie est pansée avec du vin aromatique; il ne passe plus de liquide par la plaie, sauf quand elle boit avec précipitation.

11. Plaie très-petite, à peu près complètement fermée, le pourtour en est encore un peu rouge, mais marche vers la cicatrisation. Il passe encore un peu de liquide par la plaie, électrisation.

La malade sort le 14 mai, complètement guérie.

Ob. VII (due à l'obligeance de M. Archambault). Croupe d'emblée, trachéotomie, par M. de Saint-Germain ; accès de fièvre tous les matins. Guérison.

Léonce, 5 ans 1/2, entre à la salle Saint-Louis, lit n° 7, le 1er mai 1876. Rougeole et variole comme maladies antérieures. L'enfant tousse un peu et est souffrant depuis dix jours. Depuis trois jours, toux rauque ; voix voilée depuis avant-hier ; accès de suffocation hier et cette nuit ; rien à la gorge ; cinq vomitifs chez lui.

1er mai. Tirage marqué ; teinte non asphyxique ; opéré par M. de Saint-Germain, à huit heures et demie du matin. Hémorrhagie assez forte ; pas de rejet de fausses membranes.

Le soir on entend la respiration partout, mais elle est un peu rude aux deux bases ; la sonorité y est un peu moins accusée. Sulfate de quinine, 0,40 gr.; sirop de perchlorure de fer.

2. Pas d'albumine dans les urines ; pas de pneumonie.

3. Traces d'albumine dans les urines ; quelques râles ronflants et sous-crépitants.

4. Plus d'albumine, pas de fièvre ; état général bon.

5. Se passe de sa canule de neuf heures du matin à quatre heures du soir.

6. Très-bien ; pas de fièvre ; l'air passe à travers le larynx ; on ferme la

plaie avec du taffetas, et l'enfant respire parfaitement ; la canule est remise dans la journée.

8. Respiration un peu soufflante au sommet gauche, et très-légère submatité.

9. Canule remise pour la nuit dernière par précaution ; dès qu'on l'enlève, la plaie se ferme ; le larynx est libre ; toujours un peu de fièvre ; respiration un peu rude des deux côtés.

10. Nuit agitée ; nausées ; T. R. 40 ; un peu de dysphagie ; le lait revient en petite quantité par la plaie réduite à une simple fistule, et détermine de la toux ; voix claire ; pas de pneumonie ; mieux le soir.

13. Fièvre avec exacerbation tous les matins, sans cause appréciable. L'état général et l'appétit sont bons ; sulfate de quinine, 0,30 le soir.

14. Application pendant quelques instants des courants induits de chaque côté du cou.

La plaie est fermée ; encore un peu de dysphagie et de la fièvre ce matin ; pas de matité splénique.

16. Beaucoup de fièvre, 40,3 ; on ne trouve rien pour l'expliquer.

L'accès de fièvre de chaque matin se termine vers dix heures, et l'enfant est très-bien le reste de la journée

Ses parents l'emmènent à la campagne ; quelque temps après, ils viennent le montrer complètement guéri.

Ob. VIII (personnelle). Croup d'emblée, trachéotomie en un temps ; gangrène de la plaie. Mort le douzième jour.

Edmond P..., 5 ans, entre salle Saint-Jean, le 15 mai 1876, lit n° 40. Enfant bien portant auparavant, malade depuis deux jours ; rien sur les amygdales, tirage excessif, accès de suffocation. Je pratique l'opération en un temps ; le sifflement que nous avons noté m'apprend que j'ai pénétré dans la trachée ; j'agrandis l'incision ; presque pas de sang pendant cette manœuvr e; la canule est introduite facilement ; l'enfant rejette une fausse membrane épaisse, tubulée, de 8 centimètres de long ; quelques instants après, légère hémorrhagie par la canule.

Le 16. Râles assez nombreux des deux côtés de la poitrine ; expulsion de fausses membranes, bruit de drapeau.

17. Rejet d'une grande quantité de fausses membranes ; fièvre.

18. Toux un peu moins fréquente ; toujours beaucoup de fièvre, 40,2.

19 et 20. La fièvre tombe ; plus de fausses membranes ; mais la plaie devient grisâtre ; la canule noircit dans la plaie ; la journée se passe sans canule ; la gangrène envahit la plaie et l'agrandit.

— 92 —

21 et 22. La gangrène fait des progrès ; la fièvre augmente 40.4 ; expectoration abondante d'un muco-pus très-épais.

23. Diarrhée assez abondante ; l'enfant se passe de sa canule.

24. La respiration s'embarrasse ; T. R. 40,6.

25. Râles très fins à gauche (pneumonie) ; T. 40,6.

26. L'enfant vomit tout ce qu'il prend ; diarrhée persistante ; asphyxie : la plaie descend jusqu'au sternum ; on voit la trachée dans le fond, complètement à découvert. Mort dans la journée.

Autopsie. L'incision de la trachée partait du bord inférieur du cartilage cricoïde ; il est impossible de déterminer sa limite inférieure, la gangrène ayant réduit en bouillie les deux tiers antérieurs de la trachée dans plus de la moitié de sa longueur.

Pleurésie sèche à gauche ; adhérences nombreuses. Congestion intense et noyaux de pneumonie ; le parenchyme pulmonaire est presque réduit en bouillie par places dans le tiers moyen du bord postérieur des deux poumons.

Ob. IX (due à l'obligeance de M. Archambault). Angine couenneuse développée dans les salles ; croup, trachéotomie (procédé en un temps) ; bronchite pseudo-membraneuse. Mort le troisième jour.

Marie D..., 3 ans, entre le 17 avril 1876, salle Ste-Geneviève, pour un ténia. Le 26, dans la nuit, toux croupale.

Ipéca et sirop de protochlorure de fer ; une cuillerée par heure.

Une fausse membrane d'un centimètre de hauteur tapisse la portion buccale du pharynx, en s'étendant d'une amygdale à l'autre.

27. Toux fréquente et franchement croupale ; deux accès de suffocation hier au soir ; très-agitée la nuit ; rend des fausses membranes ; nouvel accès de suffocation après la visite qui lui fait rejeter une fausse membrane tubulée de 5 centimètres de long. Appelé le 27, à dix heures du soir, je pratique la trachéotomie par le procédé en un temps. J'enfonce mon bistouri, et je suis étonné de ne pas entendre le sifflement caractéristique de l'ouverture de la trachée ; j'introduis l'index gauche dans la plaie, et je m'assure ainsi que la trachée est bien ouverte. Le dilatateur et la canule sont introduits très-facilement. L'enfant perd peu de sang pendant l'opération ; par la toux elle rend une longue fausse membrane ; il est à présumer que c'est cette peau, qui venant s'interposer entre les lèvres de la plaie trachéale, a empêché le sifflement de se produire.

28. L'enfant a passé une bonne nuit ; un peu pâle ce matin ; toux fréquente, mais sans crachats ; pas de fièvre ce matin. Soir, P. 184 ; R. 168 ; T. 40,6. Face bouffie, blanc mat ; extrémités des doigts cyanosés, lèvres bleues.

un peu d'anesthésie ; beaucoup de mucosités dans la trachée et la canule ; l'enfant n'a pas la force de les rejeter par la toux. Rien à l'auscultation ni à la percussion ; la plaie est en bon état; pas de fausses membranes dans l'expectoration ; plaque dipththérique sur le bord gauche et près de la pointe de la langue. Mort le 29.

Autopsie. Fausses membranes jusque dans les divisions bronchiques de deuxième ordre.

OBS. X (Personnelle). Croup d'emblée, trachéotomie en un temps, guérison.

Julia R., 8 ans, entre le 10 juin 1876, salle Sainte-Catherine, lit n° 1. Malade depuis quatre jours, prise de fièvre et de toux, avec mal de gorge, mais sans fausses membranes. Le 3ᵐᵉ jour, la voix s'est éteinte et la toux est devenue croupale. Le 10 juin, accès de suffocation, gêne respiratoire considérable. Je pratique la trachéotomie à 11 heures du soir ; j'opère en un temps ; aucun accident, pas de fausses membranes rejetées après l'opération.

Le 12, l'enfant va très-bien, pas de fièvre, toux peu fréquente, pas de râles dans la poitrine, pas d'albumine dans les urines.

Rien à noter les jours suivants.

Le 17, on lui enlève la canule, elle s'en passe très-bien le s jours suivants Elle sort le 22; la plaie n'est pas encore tout à fait fermée, ce qui a empêché de constater l'état de la voix.

OBS. XI (Personnelle). Fièvre typhoïde, croup dans la salle, trachéotomie (procédé Bourdillat), mort.

Émile D., 5 ans 1/2, entre le 20 juillet 1876, salle Saint-Jean, lit n. 34, pour une fièvre typhoïde.

Le 28, toux rauque, rien dans la gorge.

Le 29, Fort accès de suffocation; je pratique l'opération en deux temps, sans hémorrhagie. L'enfant ne semble pas beaucoup soulagé ; il tousse beaucoup en fausses membranes; meurt le 30, à 8 heures du matin, sans en avoir rendu aucune peau.

Autopsie. Le larynx et la trachée sont tapissés de fausses membranes très-minces. Noyaux caséeux anciens au sommet du poumon droit.

OBS. XII (Personnelle). Angine couenneuse, croup, trachéotomie en un temps, guérison.

Eugène T., 2 ans 1/2, entre le 28 juillet 1876, salle Saint-Jean, lit n. 40.

Malade depuis cinq jours, a pris chez lui 4 vomitifs, a rendu des fausses membranes ; deux accès de suffocation dans la journée d'hier. Je pratique l'opération en un temps sans accident, sauf une très-légère hémorrhagie par la
canule. Expulsion de fausses membranes après la trachéotomie.

29. Expulsion d'une fausse membrane après le changement de canule.

31. Pas de diarrhée, rien dans la poitrine ; un peu de fièvre, peu d'appétit ;
les bords de la plaie sont légèrement boursouflés, la partie inférieure en est
grisâtre ; impossibilité de se passer de canule.

2 août. L'enfant est très-gai ; l'appétit est revenu.

4. Impossible de rester sans canule et pourtant plus de fausses membranes,
expectoration peu abondante,

8, 9 et 10. Quelques instants seulement sans canule ; on est obligé de la
lui remettre et il rejette encore quelques fausses membranes.

14. La nuit s'est passée sans canule ; le matin, la plaie cutanée était fermée.
Il a fallu pourtant la remettre.

15. Depuis trois jours, moins d'appétit, fièvre (39,4).

18. Sans canule depuis hier matin.

19. Sans canule ; plaie complètement fermée ; parle tout haut, bien dis-
tinctement. Etat général très-bon.

20. L'enfant sort.

On nous le ramène quinze jours après, complètement guéri. Il venait de
faire chez lui la rougeole qu'il avait certainement contractée dans les salles

Obs. XIII (Personnelle). Croup, trachéotomie, guérison.

Marie M., 6 ans 1[2, entre salle Sainte-Catherine, le 29 juillet 1876
Malade depuis quatre jours ; accès de suffocation et tirage prononcé quand on
la conduit à l'hôpital. Je pratique la trachéotomie ; j'ouvre la trachée au
second coup de bistouri ; pas d'hémorrhagie. Rejet de fausses membranes
après l'opération.

La canule est retirée le sixième jour ; le lendemain déjà, l'enfant pouvait
parler, pour peu que l'on obturât la plaie.

Le 8, la plaie ne présente plus qu'un tout petit pertuis. L'enfant quitte
l'hôpital le 13 août, complètement guérie et parlant très-bien.

Obs. XIV (due à l'obligeance de mon collègue et ami Decaudin). Croup
d'emblée, trachéotomie, guérison. Récidive, bronchite pseudo-membraneuse, mort.

Martin G., 3 ans, entre le 19 août, salle Saint-Louis, lit n° 37. On constate à son entrée, des aphthes sur la partie interne de la lèvre inférieure

rien dans le fond de le gorge ; la voix est éteinte, la toux rauque. Accès de suffocation répétés dans la journée ; accès plus fort le soir à cinq heures ; accès répétés sur les onze heures du soir. Je pratique la trachéotomie. Je n'ouvre la trachée qu'au troisième coup de bistouri et je suis obligé d'agrandir mon incision avec le bistouri boutonné ; très-mal éclairé, j'ai de la peine à introduire le dilatateur et la canule ; heureusement qu'il y a très-peu de sang répandu.

21. Beaucoup de fièvre, plaie belle ; introduction très-facile de la canule de rechange ; rien dans la poitrine.

22. Se passe de canule jusqu'à midi.

Même chose les jours suivants ; albumine dans les urines.

28. Ne peut se passer encore définitivement de sa canule ; la plaie est toujours belle.

Passe à la salle Saint-Jean ; le 31, accès de suffocation qui oblige de remettre la canule ; expulsion d'une fausse membrane.

3 septembre, Depuis deux jours l'enfant se passait de canule ; hier soir nouvel accès de suffocation ; je suis appelé, et pour introduire la canule, je suis obligé d'agrandir avec le bistouri boutonné la plaie trachéale.

9. Sans canule depuis deux jours.

14. Toujours sans canule ; il reste à peine un léger pertuis à la plaie cutanée ; toux sèche. La mère reprend son enfant malgré le mauvais temps qu'il fait. Deux jours après l'enfant nous revient ; la plaie est complètement rouverte ; toux fréquente ; les bords de la plaie sont grisâtres (on les cautérise avec la pierre infernale), épistaxis, diarrhée.

18. L'enfant étouffe ; je remets la canule avec le dilatateur ; expulsion de fausses membranes, longues, tubulées.

20. Gêne extrême de la respiration ; la sœur du service enlève avec une longue pince courbe une fausse membrane à ramifications multiples.

L'enfant est pâle, bouffi, la respiration devient de plus en plus difficile jusqu'au moment de la mort.

Autopsie. Larynx, trachée, bronches remplies de fausses membranes.

OBS. XV (Personnelle) Croup d'emblée, trachéotomie en un temps, érysipèle, phlegmoneux autour de la plaie, mort le sixième jour.

Stanislas M., 8 ans, entre le 30 septembre 1876, salle Saint-Jean, lit n. 7. Cet enfant a eu la rougeole, il y a quinze jours ; deux accès de suffocation avant de venir ; aucun traitement n'a été fait chez lui. A son entrée on ne constate rien dans la gorge ; la toux est rauque, rien dans les poumons ; deux petits accès dans la journée ; un vomitif ne produit aucun effet.

Très-fort accès dans la soirée, tirage considérable.

Je pratique la trachéotomie en un temps ; ne pouvant introduire la canule, je mets mon doigt dans la plaie et, m'assurant que l'incision de la rachée est trop petite, je l'agrandis avec le bistouri boutonné ; très-peu de sang pendant l'opération.

1ᵉʳ octobre. Expulsioa de fausses membranes ; respiration paisible.

2. Les bords de la plaie sont rouges, gonflés ; bourrelet érysipélateux tout autour ; fièvre (40,6).

3. Expulsion de fausses membranes longues, tubulées ; sueurs abondantes ; la fièvre persiste (40 le matin, 40,6 le soir), la rougeur érysipélateuse s'étend ; la canule noircit (ce qui est toujours un mauvais signe).

5. Œdème phlegmoneux du cou ; les fausses membranes sont toujours rendues en grande quantité et occasionnent des accès de suffocation ; l'enfant meurt dans la journée.

Obs. XVI (Personnelle). Angine couenneuse, croup, trachéotomie par M. de Saint-Germain, guérison.

Philippe D., 5 ans, entre le 6 octobre 1876, salle Saint-Jean, lit n. 40. Malade depuis huit jours (angine), voix éteinte depuis deux jours ; accès de suffocation avant-hier ; traité chez lui par le sulfate de cuivre. Accès de suffocation à son entrée dans la salle. M. de Saint-Germain pratique la trachéotomie.

Aucun accident pendant l'opération.

Bourrelét œdémateux très-dur au-dessous de la plaie ; expulsion abondante de fausses membranes.

Le 7. Beaucoup de fièvre (40,7).

Le 9, La fièvre diminue ; l'enfant est un peu moins bouffi ; pas d'albumine dans les urines.

10. La canule noircit dans la plaie ; celle-ci est grisâtre (application d'iodoforme avec un pinceau) l'œdème s'étend.

15, Une heure sans canule ; la plaie est devenue très-belle, le bourrelet œdémateux a disparu ; l'enfant rejétte encore des fausses membranes.

18. Toute la journée d'hier sans canule.

24, La plaie est complètement fermée ; le 26, l'enfant sort guéri.

CONCLUSIONS.

I. La trachéotomie a été pratiquée dès les premiers âges de la médecine. D'abord appliquée seulement dans les cas de corps étrangers des voies aériennes, elle s'est étendue peu à peu à tous les cas d'obstacles à l'entrée de l'air dans les voies respiratoires. Enfin, elle est entrée définitivement dans le domaine classique depuis les travaux de Bretonneau et de Trousseau, sur la diphthérie.

II. Les résultats qu'elle a fournis varient suivant qu'on consulte les statistiques générales ou celles de la clientèle civile. La statistique des hôpitaux qui a fourni dans les tableaux les plus favorables une guérison sur quatre ou cinq décès, charge considérablement les tables générales.

III. Bien que la trachéotomie n'ait peut-être pas donné encore les heureux résultats qu'on est en droit d'en attendre, la statistique des opérations est assez encourageante pour qu'on doive vulgariser le plus tôt possible son emploi.

IV. Il y a donc un énorme avantage à en régler minutieusement chaque temps et à la simplifier, autant que possible, afin que tout médecin puisse la pratiquer sans incertitude.

V. La trachéotomie en un seul temps (non pas indifféremment à froid ou à chaud, mais *à froid seulement*, M. de Saint-Germain est bien maintenant de cet avis), nous paraît le procédé à la fois le plus simple, le plus sûr et le plus rapide.

VI. Si l'on considère que, dans le plus grand nombre des cas, c'est une opération d'urgence, il y a avantage énorme à bannir tous les instruments plus ou moins ingénieux, inventés dans ce but, et à conserver seulement ceux qui se trouvent dans toutes les trousses.

Nous croyons avoir rempli ce but en préconisant toujours l'emploi du bistouri. Le dilatateur est indispensable, selon nous, et nous préférons surtout le dilatateur à deux branches ; à défaut, la pince ordinaire à pansement pourrait être employée.

VII. Les canules préférables sont celles qui portent une plaque percée de deux trous ; les canules à oreilles doivent être proscrites, car leurs anneaux peuvent se détacher ou se briser très-facilement.

VIII. Le malade doit être placé en pleine lumière sur un plan assez résistant, solidement maintenu. La tête fortement étendue au moyen d'un coussin très-dur et fixe, placé sous les épaules.

IX. Le larynx doit être fixé pendant tout le temps de l'opération, c'est-à-dire *jusqu'après l'introduction du dilatateur*. Le pouce et le médius de la main gauche, le maintenant immobile ; le doigt indicateur reste libre pour servir de guide au bistouri et au dilatateur.

X. L'incision doit être faite le plus haut possible, afin d'éviter la blessure des gros vaisseaux et à cause de la situation de la trachée qui devient d'autant plus profonde qu'on s'approche davantage de la fourchette sternale. La dépression de la membrane crico-thyroïdienne fournit la limite supérieure. L'incision de la peau doit être plus longue que celle de la trachée et avoir environ deux centimètres et demi. Cette condition sera facilement réalisée si on a soin de couper en sciant. Sans quoi, la trachée et la peau présentant une résistance fort inégale, l'incision de la trachée serait plus longue que celle de la peau.

XI. L'ouverture de la trachée est annoncée par un sifflement caractéristique et une pluie fine de sang chassé avec l'air dans un effort d'aspiration. Une fois le dilatateur introduit, il est souvent utile d'attendre un instant pour introduire la canule dans la plaie. Ce temps d'arrêt, pendant lequel se produisent souvent des quintes de toux, favorise l'expulsion des fausses membranes et du sang qui pourrait s'être introduit dans la trachée. Nous ajouterons que ce conseil ne devra être mis en pratique qu'autant qu'il n'y aura pas hémorrhagie à ce moment de l'opération, l'introduction rapide de la canule étant reconnue le meilleur moyen et le plus sûr d'arrêter l'écoulement sanguin.

XII. Si cette toux expultrice n'a pas lieu, si la respiration ne s'établit pas ou s'établit mal, il faut exciter la face interne de la trachée avec une barbe de plume.

XIII. Le procédé le plus facile pour l'introduction de la canule est celui du demi-tour de maître que nous avons décrit.

XIV. Dès que la canule est introduite, faites boire à l'enfant quelques cuillérées d'un liquide réconfortant pour le ranimer.

XV. S'il existe, une fois la canule en place, un peu de suintement de sang, ne vous en préoccupez pas ou bien garnissez les bords de la plaie d'agaric. Si l'écoulement est plus abondant, retirez la canule et placez-en une plus grosse qui l'arrêtera, tant par la compression qu'elle exerce sur les bords de la plaie, que par l'introduction d'air plus facile et plus abondante qu'elle permet.

XVI. La canule interne doit être nettoyée souvent, toutes les heures en moyenne, plus souvent si l'expulsion des fausses membranes ou des mucosités est très-abondante.

XVII. Elle doit être fixée au moyen du verrou que porte la plaque de la canule externe. Si l'enfant n'est pas soigné par un médecin, c'est la seule garantie que vous aurez de son introduction complète.

XVIII. Quand la canule interne est propre, la respiration est presque silencieuse. Si le timbre de la respiration s'élève jusqu'à devenir progressivement tubaire, alors que vous vous êtes assuré de la netteté de la canule interne, c'est un signe que la trachée ou une grosse bronche est encombrée par des fausses membranes ou des mucosités. Sollicitez alors des efforts de toux, d'abord par l'instillation de quelques gouttes de liquide dans la trachée (eau de chaux, solution de chlorate de potasse au 1/25, eau acidulée ou même eau pure), et si vous n'obtenez pas d'abord de résultat, par la titillation directe de la trachée.

XIX. La canule externe doit être enlevée temporairement au bout des vingt-quatre premières heures pour permettre de juger de l'état de la plaie. Faites la toilette de la plaie, et réintroduisez la canule en plaçant, si vous le pouvez, l'enfant dans la position qu'il occupait lors de la première introduction.

La canule externe devra être enlevée dans deux circonstances : si la respiration est régulière et silencieuse, on enlève la canule pour essayer la tolérance de l'enfant, pour éviter l'inflammation consécutive de la trachée et laisser reposer la plaie ; si la respiration est anxieuse et bruyante, alors même que la canule est nettoyée et qu'on ne peut obtenir de toux expulsive, l'enlèvement de la canule aura un effet excitant très-marqué et permettra l'issue des fausses membranes, qu'on pourra, au besoin, aider par l'écartement des bords de la plaie au moyen du dilatateur. (Un bon moyen, ajouterons-nous, d'arriver au même résultat, est d'introduire plusieurs fois une barbe de plume dans la trachée afin de provoquer la toux, ou bien encore d'aller à la recherche des productions pseudo-membraneuses avec une longue pince recourbée, et cela, sans retirer la canule.)

XX. Toutes les fois que vous aurez à réintroduire la canule, ayez soin que l'enfant soit solidement maintenu, la tête droite et dans une extension modérée, de façon que les lèvres de la plaie restent parallèles dans toute leur épaisseur et que vous en aperceviez le fond. Employez toujours le procédé du demi-tour de maître, qui vous évitera toute espèce de tâtonnements et de décollement des différents plans que vous traverserez.

XXI. Tenir la plaie très-propre, oindre ses bords de cold-cream ou de cérat, la cautériser s'il s'y montre des fausses membranes, ou plus tard si elle offre des bourgeons exubérants, c'est écarter autant qu'on le peut les complications de ce côté. (M. Labric ne met aucune pommade sur la plaie quand elle est saine; il se contente de la tenir propre; quand il s'y montre de la diphthérie, quand elle devient grisâtre, il y applique de l'iodoforme avec un pinceau. Dans plusieurs cas, nous avons vu cette manière d'agir suivie d'un heureux résultat.)

XXII. Il faut arriver progressivement à la suppression de la canule. Dans les cas les plus favorables, elle peut avoir lieu le cinquième et même quelquefois le troisième jour. L'état de la respiration, quand l'enfant en est privé, est le meilleur signe qui permette de juger de l'opportunité de cette mesure. Une expectoration peu abondante, l'absence de toux, sont aussi des conditions favorables. Quand on supprime la canule, on observe quelquefois des troubles de la respiration et des accès de toux. On y portera remède facilement en obturant complètement, à l'aide d'une épaisse cravate, l'orifice de la plaie trachéale.

(Si, malgré toutes ces précautions, l'enfant continuait à ne pouvoir pas se passer de sa canule, électrisez le larynx en appliquant de chaque côté les tampons de votre appareil électrique, et vous arriverez souvent, au bout d'un très-petit nombre de séances, au but que vous poursuivez. Nous avons vu plus d'une fois à l'hôpital les heureux résultats de ces applications.)

XXIII. L'opéré doit toujours être veillé avec le plus grand soin. La garde ne doit s'écarter sous aucun prétexte quand la canule sera enlevée, et elle doit se tenir prête à solliciter la toux, si la respiration s'embarrasse ou s'il arrivait des accès de suffocation.

XXIV. Il faut nourrir l'enfant le plus substantiellement possible, en flattant ses goûts. S'il refuse les aliments, on devra recourir aux boissons généreuses. A défaut, aux lavements de bouillon, d'œufs crus, de vin, etc. Il ne faut pas chercher à provoquer le sommeil, tant que la toux est fréquente et l'expectoration abondante. Lorsque ces symptômes s'amendent, si l'enfant dort difficilement, faites-lui prendre le soir 10 ou 15 grammes de sirop de codéine dans la boisson qu'il préfère.

XXV. Une fois que la canule est définitivement enlevée, la plaie sera considérée comme une plaie simple. Proscrivez complètement le diachylon, qui a l'inconvénient d'irriter la peau, surtout chez les enfants. La plaie se ferme généralement très-vite, et la cicatrice qui persiste est peu étendue et peu visible au bout de quelques années. (Saint-Germain, *loc. cit.*)

Depuis quatre ans, M. de Saint-Germain pratique la trachéotomie, tant en ville qu'à l'hôpital, de la manière que nous avons indiquée. Il ne lui est jamais arrivé de perdre un enfant sur la table d'opération.

Six fois, il n'est pas parvenu à ouvrir la trachée du premier coup de bistouri. Aucun accident n'en est résulté. Il a fait l'opération en deux temps, au lieu de le pratiquer en un seul. Voilà tout.

M. de Saint-Germain ne recommande le procédé en un seul temps que pour les enfants. Deux fois, il l'a mis en pratique chez l'adulte. Dans l'un de ces deux cas, il a eu une très-forte hémorrhagie et beaucoup de peine à terminer son opération. Il condamne donc absolument le procédé rapide dans son application à l'adulte. La trachéotomie, dans ces cas, doit être faite le plus lentement possible; on n'a pas à craindre ici une asphyxie rapide. Le grand point, si l'on ne veut pas avoir d'accident, c'est d'ouvrir la trachée, alors seulement que la plaie est absolument étanche.

On peut encore opérer chez l'adulte avec le galvano-cautère. On connaît maintenant un grand nombre de cas heureux, obtenus par ce procédé. (*Communication orale.*)

Au moment de mettre sous presse, nous apprenons que la trachéotomie a été pratiquée plusieurs fois, dans ces derniers temps, par MM. Verneuil et Krishaber, à l'aide du thermo-cautère du docteur Paquelin.

Paris. A. PARENT, imprimeur de la Faculté de Médecine, rue Mr-le-Prince 31.

9 782014 104530